DE LA

PARALYSIE FACIALE

HYSTÉRIQUE

PAR

J. DECOUX

DOCTEUR EN MÉDECINE DE LA FACULTÉ DE PARIS

PARIS

OLLIER-HENRY, LIBRAIRE-ÉDITEUR

11, 13, RUE DE L'ÉCOLE-DE-MÉDECINE, 11, 13

1891

DE LA

PARALYSIE FACIALE

HYSTÉRIQUE

PAR

J. DECOUX

DOCTEUR EN MÉDECINE DE LA FACULTÉ DE PARIS

PARIS

OLLIER-HENRY, LIBRAIRE-ÉDITEUR

11, 13, RUE DE L'ÉCOLE-DE-MÉDECINE, 11, 13

—

1891

A MON PÈRE ET A MA MÈRE

A MES FRÈRES ET A MA SŒUR

MEIS ET AMICIS

A LA MÉMOIRE DE MONSIEUR COURONNET

Juge au tribunal de Limoges

A MONSIEUR CHARLES DE LÉOBARDY

Chevali· de la Légion d'honneur

A MONSIEUR LE DOCTÈUR VERDUREAU

Chevalier de la Légion d'honneur

A MONSIEUR LE DOCTEUR GILBERT BALLET

Professeur agrégé à la Faculté de médecine
Médecin de l'hôpital Saint-Antoine

A MONSIEUR LE DOCTEUR PROUST

Professeur à la Faculté de médecine
Membre de l'Académie de médecine
Médecin de l'Hôtel-Dieu
Officier de la Légion d'honneur

DE LA

PARALYSIE FACIALE HYSTÉRIQUE

I

INTRODUCTION

Parmi les accidents hystériques qui frappent la motilité, l'hémispasme glosso-labié est un symptôme que l'on observe assez fréquemment. Peu ou mal étudié jusqu'en 1886, il ne nous est bien connu que depuis les travaux de M. le professeur Charcot (1).

La paralysie faciale est loin d'égaler la fréquence de l'hémispasme: c'est, au contraire, un fait rare et d'une constatation parfois délicate et difficile. Aussi son existence a-t-elle été fort contestée. Quelques auteurs ne l'admettaient pas comme une manifestation de l'hystérie, et prétendaient qu'on avait dû faire des erreurs de diagnostic en signalant sa présence dans certaines monoplégies ou hémiplégies hystériques. Et voici comment ils expliquaient

1. Charcot. *Archives de neurologie*, 1886.

la cause de ce désaccord : c'est que, pensaient-ils, on a eu
le tort de prendre ou un hémispasme pour une paralysie
faciale du côté opposé, ou une hémiplégie capsulaire pour
une hémiplégie hystérique, ou enfin une paralysie faciale
a frigore chez des hystériques pour une paralysie d'ordre
névrolytique.

Sans vouloir contester la valeur de la loi formulée naguère par Todd et acceptée par M. Charcot, à savoir que
l'absence de paralysie faciale était un des caractères de
l'hémiplégie hystérique, nous pensons que cette opinion
doit être modifiée (1).

Nous avons, en effet, entendu souvent notre maître,
M. le docteur G. Ballet, dans son service à l'hôpital Saint-
Antoine, parler de la paralysie faciale qu'il avait eu l'oc-
casion d'observer plusieurs fois chez des hystériques.

Nous avons pu étudier ce symptôme très nettement accusé chez un malade qui est entré dans le service, et
M. Ballet, dont on connaît la haute compétence en pareille
matière, a bien voulu nous aider de ses précieux renseignements.

C'est sous son inspiration que nous avons entrepris ce
travail ; c'est d'après ses propres indications que nous
avons essayé de jeter quelque peu de lumière sur ce coin
encore obscur de la pathologie nerveuse.

---

1. « Jusqu'à nouvel ordre donc, en dépit des faits analogues à
celui que je viens de montrer, on doit considérer, suivant la remarque de M. Charcot, l'existence de la paralysie faciale chez les hémiplégiques comme une présomption en faveur de la nature organique
de l'hémiplégie (G. Ballet, *Société Médicale*, 21 novembre 189)) ».

Nous sommes heureux d'exprimer notre profonde reconnaissance à notre cher maître, et de le remercier de la bienveillance qu'il nous a toujours témoignée dans le cours de nos études.

Que M. le professeur Proust veuille bien agréer tous nos remerciements pour l'honneur qu'il nous a fait en acceptant la présidence de cette thèse.

II

DE LA DÉVIATION FACIALE CHEZ LES HYSTÉRIQUES.
HISTORIQUE.

Bien que l'hystérie ait été connue depuis fort long-temps (1), la déviation de la face chez les hystériques n'a guère été signalée que vers le milieu de notre siècle.

Les uns l'attribuaient à une contracture spasmodique des muscles faciaux, les autres à leur paralysie. Le problème se trouvait donc posé de la manière suivante : était-ce de la déviation spasmodique ou paralytique ? L'existence de la paralysie a été très controversée. Plusieurs auteurs, à l'avantage du spasme, l'excluaient complètement du cortège symptomatique si varié de l'hémiplégie hystérique. Et ce n'est que tout récemment que la question a été jugée d'une façon définitive, et que l'on a fait la part exacte qui, dans la déviation faciale, revient à la paralysie et à l'hémispasme glosso-labié de M. Charcot.

Le premier auteur qui ait rapporté une observation relative à ce sujet est un médecin anglais, Brodie (2).

Il s'agissait d'une dame hystérique qui présentait une

1. Hippocrate. *Œuvres*, trad. Littré.
2. Brodie. *Lectures on local nervous affections*, 1837.

déviation latérale de la bouche, sans hémiplégie des membres.

Cette déviation était due, d'après ce même auteur, « non pas à la paralysie des muscles du côté opposé, mais à l'état spasmodique des muscles du même côté.

« C'était absolument ce qu'on observe dans les cas de torticolis spasmodique. »

A titre de curiosité nous ferons remarquer que la déviation faciale avait été observée et reproduite par certains sculpteurs du temps de la décadence italienne. MM. Charcot et Richer, dans un article dans la *Nouvelle Iconographie de la Salpétrière*, démontrent que le macaron grotesque de l'église Santa-Maria-Formosa de Venise, représente très fidèlement la grimace si laide produite par l'hémispasme.

Plus tard, Todd (1) affirmait de la façon la plus formelle que l'absence de paralysie faciale était l'un des caractères de l'hémiplégie hystérique.

Althaus, Hasse (2), Rosenbach (3), Weir Mitchell (4) partageaient la même opinion.

Pour ces auteurs, la paralysie hystérique n'intéressait que les membres ; elle n'atteignait jamais, comme dans l'hémiplégie organique, le domaine du facial inférieur.

1. Todd. *In Clinic. Dict. on paralysis certain diseases of the Crain*, 1886.
2. Hasse. *Handbuch der Path. Elangen*, 1869.
3. Rosenbach. *Erlenmeyer's Centralblatt*, 1879.
4. Weir Mitchell. *Lectures on diseases of the nervous systeme especially on womann*. Philadelphie, 1885.

Dès 1852, cependant un certain nombre d'auteurs publièrent des faits contradictoires à la loi formulée par Todd, c'est-à-dire, des cas de paralysie faciale coïncidant avec des hémiplégies hystériques.

Mesnet rapporte la première observation de paralysie faciale chez un hystérique (1).

Briquet (2), Pipet (3), Hélot (4), citent des cas analogues.

Lebreton, sur seize observations de paralysie hystérique, signale un seul cas d'hémiplégie faciale : « Les hémiplégies partielles du mouvement dans l'hystérie, dit-il dans sa thèse, ne sont pas rares, telles sont les paralysies isolées d'un membre supérieur ou inférieur. Il en est d'autres, au contraire, remarquables par leur peu de fréquence, telle est la paralysie faciale. » Et à propos du diagnostic de l'hémiplégie hystérique avec l'hémiplégie capsulaire, il ajoutait : « La paralysie faciale est l'exception dans l'hémiplégie hystérique : nous savons au contraire combien elle est fréquente dans l'apoplexie centrale. »

Plusieurs médecins étrangers, Buzzard (5), Kalkoff (6),

1. Mesnet. Thèse de Paris, 1852.
2. Briquet. *Traité de l'hystérie*, 1859.
3. Pipet. Thèse de Paris, 1862.
4. Hélot. Thèse de Paris, 1870.
5. Buzzard. *Leçons cliniques sur les maladies du système nerveux*, 1882.
6. Kalkoff. *Berhtrage zur differential diagnose des hysterichen und der kapsularen hemianesthesie.* Halle, 1884.

Seeligmuller (1), et surtout Lombroso (2), nous donnent des exemples analogues, et protestent énergiquement contre l'exclusion de la paralysie faciale du tableau symptomatique de l'hémiplégie hystérique. D'après cinq cas observés par Lombroso, cet auteur concluait que dans l'hémiplégie hystérique, on pouvait rencontrer quelquefois la paralysie de la partie inférieure du facial que l'on ne peut différencier de l'hémiplégie ordinaire. Aussi les caractères sur lesquels avaient insisté tout récemment MM. Brissaud et Marie, c'est-à-dire la déviation très accentuée de la langue, les contractions fibrillaires, les lésions d'une seule lèvre, la persistance de l'hémiplégie après la guérison, etc. ne sont-ils pas d'une certitude absolue et ne peuvent-ils être considérés comme caractéristiques.

M. Charcot (3) et ses élèves tinrent en suspicion les faits qu'ils considéraient comme le résultat d'une interprétation mauvaise. Il ne s'agissait, disaient-ils, dans les cas relatés par ces derniers auteurs, non pas de paralysie faciale, mais du spasme unilatéral glosso-labié. « Ceux qui ont affirmé l'existence d'une paralysie du facial inférieur dans l'hémiplégie hystérique, n'ont pas suffisamment tenu compte de cet hémispasme, fréquent dans l'hémiplégie hystérique, et qui n'a pas été rencontré que je sache dans l'hémiplégie organique (Charcot). »

1. Seeligmuller. *Deutsche medecine Wochschrift*, 1884.
2. Lombroso. *Sulla paralysi del faciale di natura hysterica (in lo sperimentale*, 1888).
3. Charcot. *Archives de neurologie*, 1886.

Depuis Lebreton aucune observation de paralysie faciale n'avait été publiée en France, tandis que Brissaud et Marie (1), Achard (2), Belin (3) et plus tard Michau. (4), citaient un nombre considérable de cas de spasme unilatéral glosso-labié, et concluaient à la non-existence de la paralysie faciale hystérique.

Cependant on ne tard. p.. à s'élever contre cette exclusion absolue de la paralysie faciale. M. Ballet, dans une communication faite à la Société Médicale (5), affirmait avoir observé plusieurs fois la paralysie de la face chez des hystériques. « Il y a lieu, ajoutait-il, de faire place à la paralysie faciale à côté de l'hémispasme ».

M. Chantemesse signalait un peu plus tard trois cas analogues (6).

Mais toutes ces observations n'avaient trait qu'à de simples parésies et n'étaient pas « suffisamment accusées pour entraîner la conviction de ceux qui pourraient avoir des doutes sur la réalité de cette manifestation au cours de l'hystérie (7). »

Cependant M. Ballet, dans le courant de la même année,

1. Brissaud et Marie. *De la déviation faciale dans l'hémiplégie hystérique. Progrès médical*, 1889.

2. Achard. *Apoplexie hystérique.* Thèse de Paris, 1887.

3. Belin. *Déviation de la face dans l'hémiplégie hystérique et dans l'hémiplégie organique. Hémispasme glosso-labié des hystériques.*

4. Michaut. Thèse de Paris, 1890.

5. G. Ballet. *Société médicale*, 15 mai 1890.

6. Chantemesse. *Société médicale*, 21 octobre 1890.

7. G. Ballet. *Société médicale*, 21 novembre 1890.

— 13 —

rapportait un cas véritablement décisif de paralysie
faciale hystérique (1).

Il présentait, en effet, à la Société médicale, un jeune
sujet atteint d'une paralysie très nette des muscles innervés par le facial inférieur, offrant des caractères typiques
qui écartaient toute idée d'hémispasme. Il conduisit ce
même malade à la Salpêtrière, et le montra à M. Charcot, qui reconnut qu'il s'agissait bien d'un cas de paralysie hystérique, le premier qu'il lui ait été donné de
voir.

Nous ne saurions mieux faire que de reproduire à ce
sujet ce que disait tout récemment M. Charcot dans une
leçon faite à la Salpêtrière, à l'occasion du malade de
M. Ballet (2). « Tout récemment dans mes Leçons du
mardi, j'écrivais en 1888 : Tant qu'on ne m'aura pas
démontré que les paralysies faciales des hystériques ne
sont pas des hémispasmes je persisterai dans les néga-
tions, prêt à me rendre toutefois pour le cas où la
paralysie faciale dont pour le moment on conteste l'existence dans l'hystérie, deviendrait bien et dûment démon-
trée.

Aujourd'hui, vous voyez qu'il faut se rendre. Je le vois
sans hésitation et sans amertume, car il me reste au
moins la satisfaction d'avoir posé la question carrément et

1. G. Ballet. *Société médicale*, 21 novembre 1890.
2. Cette leçon, recueillie par M. le D* Guinon, chef de Clinique,
va être publiée prochainement dans les *Archives de Neurologie*.
M. Charcot a bien voulu avoir l'obligeance de nous communiquer
les épreuves de cette publication.

d'avoir, par mon attitude décidée, appelé des recherches précises sur ce point de pathologie nerveuse.

Les résultats de ces recherches, sans être encore bien nombreux, viennent cependant tout dernièrement d'être mis au jour dans diverses publications, et en particulier dans d'importantes communications faites à la Société Médicale des Hôpitaux en 1890 et en 1891. »

Dans l'évolution historique de la paralysie faciale hystérique on peut distinguer trois étapes assez bien caractérisées.

Dans la première période on confond le spasme et la paralysie. Cette confusion se comprend aisément si l'on veut bien remarquer que la symptomatologie de l'hystérie présentait de nombreuses lacunes, qui depuis ont été si bien comblées par l'Ecole de la Salpêtrière, et que l'hémispasme glosso-labié, avant M. Charcot, restait entièrement à décrire.

Cette insuffisance dans les éléments du diagnostic ajoutée à la rareté des cas d'hémiplégie faciale dans l'hystérie, suffit à démontrer amplement la valeur problématique que l'on doit attacher à ces prétendues paralysies de la face signalées par quelques auteurs.

Que ces derniers aient eu le mérite d'attribuer les déviations de la face au cours de l'hystérie au même fait pathogénique, il n'est pas moins vrai qu'ils n'ont pas su leur donner la physionomie clinique qui leur était propre.

La deuxième période marque un progrès : c'est la connaissance de l'hémispasme décrit magistralement par M. Charcot. Il existe néanmoins deux courants d'idées très opposées : d'un côté on proclame l'existence de la paralysie faciale ; de l'autre on l'exclut à l'avantage de l'hémispasme ou de l'hémiplégie capsulaire.

Enfin à ce stade intermédiaire succède une période de réaction complète, et, avec des exemples à l'appui, la paralysie faciale est rendue à la grande névrose.

III

AMYOSTHÉNIE FACIALE.
MIMIQUE ET ASYMÉTRIE DE LA FACE.

« L'inertie des muscles, dit M. Jaccoud, qui concourent à l'expression mimique, est le symptôme commun de toutes les paralysies de la septième paire. » Cette impuissance motrice entraîne des déformations, des déviations, et des troubles fonctionnels dont l'association traduit extérieurement la paralysie.

Le diagnostic s'imposerait de lui-même si ces signes pathognomoniques se présentaient toujours avec netteté, mais très souvent la paralysie se cache à notre observation sous de fausses app   es qui ne permettent pas de soupçonner cette impotence musculaire, qui est la caractéristique de toute paralysie. « Ce qui est essentiel dans la paralysie, dit Pitres, c'est la perte absolue ou relative de la motilité volontaire. »

Constater cette diminution de l'action de la volonté sur le muscle, tel est en résumé le critérium diagnostique de toute paralysie. Si l'on veut bien admettre que l'amyosthénie hystérique, parfois dissociée, puisse n'atteindre qu'une faible intensité, il est aisé de se convaincre que le problème est loin d'être aussi simple qu'il le paraît.

L'existence de la paralysie n'implique pas toujours

l'impossibilité du mouvement. On peut rencontrer des parésies de la face qui n'entraînent aucune attitude vicieuse, aucun trouble fonctionnel bien sensible. Tout se borne parfois, comme M. Ballet l'a fait remarquer au sujet de quelques parésies hystériques, à une certaine paresse musculaire limitée à une portion plus ou moins étendue du domaine d'innervation du facial. Et M. Féré n'a-t-il pas observé, chez plusieurs hystériques et épileptiques, des troubles moteurs de la face et de la langue, que seule pouvait mettre en évidence l'évaluation dynamométrique de l'énergie qualitative du mouvement.

Nos sens, en effet, sont souvent impuissants à apprécier l'intégrité des différentes formes du mouvement. Obligés de s'appuyer sur un terme de comparaison, de peser en somme une différence, ils ne peuvent, dès que cette différence s'abaisse à un faible degré, mesurer les altérations si légères de ce mouvement, qui sont l'unique expression de ces paralysies ébauchées et silencieuses. Aussi dans ces cas, on peut faire exécuter des mouvements délicats et compliqués, exigeant une certaine surveillance cérébrale, sans provoquer aucune réaction apparente d'amyosthénie faciale.

Peut-être la paralysie de la face serait-elle trouvée plus fréquente si, comme le fait observer M. Féré, nos moyens d'exploration étaient plus convenables.

Le même auteur a eu l'ingénieuse idée d'appliquer une méthode scientifique à la pesée de l'énergie et à la mesure des mouvements des muscles. A l'aide de dynamomètres spéciaux, il a montré le parti que l'on pouvait retirer de ces instruments au sujet de la motilité de la langue et de la face, dans les paralysies névropathiques (1).

« On admet aussi, dit-il à propos de la communication de M. Chantemesse à la Société Médicale, que dans la paralysie hystérique et même dans l'aphasie hystérique, la motilité de la langue est indemne. Cette opinion ne s'appuie que sur une exploration incomplète qui consiste à constater que les mouvements sont possibles dans toutes les directions. Mais l'étude d'un mouvement doit comprendre l'exploration des principales qualités de ce mouvement : son énergie, sa vitesse, sa précision, dont les variations m'ont constamment paru concordantes. En ce qui concerne la langue, j'ai montré que cette exploration est possible : on peut peser l'énergie de ses principaux mouvements, mesurer leur rapidité et inscrire leur forme. Chez les hystériques, on constate une diminution considérable de l'énergie motrice de la langue des deux côtés, mais surtout du côté où les troubles sensoriels et moteurs prédominent ; le temps de réaction est très allongé, et la courbe graphique, au lieu de donner une ascension brusque comme chez les sujets normaux, montre une ascension graduelle qui trahit à la fois la faiblesse et la lenteur du mouvement. Ces troubles de la motilité de la langue, qui caractérisent une véritable paralysie, sont très fréquents, sinon constants, chez les hystériques ; ils constituent la condition physiologique des différents troubles de la parole

---

1. Féré. *Note sur l'exploration des mouvements de la langue* (C. R. Société de Biologie, 1889).

qui peuvent se présenter chez ces malades. Il est vraisemblable que des procédés analogues appliqués à l'étude des muscles de la face donneraient des résultats du même genre. »

Chez deux de nos malades nous avons essayé de peser l'énergie des mouvements de la langue, à l'aide du glosso-dynamomètre de M. Féré ; mais nous pensons que, sauf modification, il n'est pas toujours facile d'obtenir avec cet instrument une pesée bien exacte.

L'asymétrie faciale est le premier symptôme révélateur de la parésie, mais on observe très fréquemment une déviation plus ou moins apparente des traits chez des individus indemnes de tout accident paralytique.

En dehors des troubles paralytiques, la face, en effet, est loin de présenter toujours un rapport constant entre ses parties homologues : elle peut être asymétrique non seulement au point de vue de ses dimensions anatomiques, mais encore au point de vue de sa fonction mimique.

Ces déviations de la face sont déterminées par la déformation des os, la répétition de certaines attitudes. Chez un de nos malades (Obs. II), on peut constater que l'asymétrie du squelette a entraîné l'obliquité du niveau des parties molles péri-orbitaires : ce qui fait que le globe oculaire et le sourcil sont situés sur un plan plus élevé à gauche qu'à droite.

Dans ce cas la déviation est héréditaire. Elle est acquise au contraire lorsqu'elle est provoquée, par exemple, par l'usage de la pipe, le décubitus latéral du sommeil, etc.

A côté de ces déviations permanentes qui modifient la forme de la face, ne pourrait-on pas placer cette asymétrie particulière, temporaire, qui ne se produit qu'à l'occasion des mouvements volontaires et qui se traduit par une accentuation inégale des sillons, des rides et des plis correspondants dans chaque moitié de la face. Quand on a soin, en effet, de comparer chez le même individu les contractions de deux muscles similaires, on observe très fréquemment entre elles une différence d'énergie. Il semble que la face ne possède pas dans toutes ses parties homologues un même pouvoir moteur. Ainsi la contraction des sourciliers, par exemple, ne donnera pas lieu à des sillons et à des plis identiques : ceux-ci seront plus prononcés à droite qu'à gauche ou inversement ; l'écartement des commissures dans le sens horizontal n'atteindra pas la même étendue dans chaque moitié de la face.

Certains individus sont maladroits à l'égard des mouvements qu'ils peuvent faire exécuter à leurs muscles faciaux ; d'autres, au contraire, possèdent une véritable aptitude à ce point de vue : ils commandent à leurs muscles d'une façon merveilleuse et peuvent même les contracter isolément.

Le muscle est assurément susceptible d'éducation, et les muscles de la face ne font pas exception à cette règle. L'exercice les développe, les fortifie et les assouplit.

Si l'on suppose que cet exercice se localise à certains muscles d'un seul côté de la face, les muscles similaires du côté opposé seront, de par la loi physiologique du fonctionneme t, plus faibles et plus gauches dans leurs mouvements, et cette différence d'énergie constitue l'asymétrie mimique.

Il en est de la face comme du membre supérieur. Le bras droit, en effet, ne jouit-il pas presque toujours du privilège d'être plus puissant et plus habile que son congénère, et cela grâce à l'éducation plus perfectionnée de son centre moteur.

Nous ne parlerons pas des mouvements de la langue qui sont surtout affectés à l'expression orale, bien que leur pathologie soit fréquemment associée à l'amyosthénie faciale.

Les déviations non paralytiques de la face, soit qu'elles coexistent ou non avec une parésie du nerf de la septième paire, peuvent entraîner quelques méprises cliniques.

Elles sont susceptibles de modifier en plus ou en moins les phénomènes parétiques, et elles peuvent même en imposer pour une paralysie... Néanmoins on les reconnaîtra aisément si l'on a soin d'examiner la conformation du squelette et de constater l'absence de troubles physiologiques.

Quant à l'asymétrie mimique, elle peut dévier l'intensité des parésies, et il est facile d'interpréter son rôle dans les parésies hystériques qui se manifestent non par une déviation de la face, mais par des troubles légers, parfois dissociés des mouvements de l'expression.

L'asymétrie de la face peut encore se traduire par une déviation spasmodique, due à l'hémispasme glosso-labié de M. Charcot. Ce symptôme qui présente une étiologie commune avec la paralysie faciale hystérique, et qui lui ressemble par certaines allures cliniques, est d'une importance capitale au point de vue qui nous occupe. Nous allons commencer tout d'abord par son étude.

IV

DE L'HÉMISPASME GLOSSO-LABIÉ.

L'hémispasme peut se rencontrer isolé ou associé à une hémiplégie ou monoplégie d'origine hystérique. Il se montre également chez l'homme et chez la femme; mais les malades en sont toujours atteints sous l'influence d'une tare héréditaire ou d'antécédents personnels.

Son début est variable. Tantôt il apparaît subitement, succédant à un choc traumatique (apoplexie hystérique de Michaut); tantôt il débute d'une façon insidieuse, à la suite de chagrins, d'émotions morales.

Le spasme du peaucier peut exister en même temps que le spasme glosso-labié.

SYMPTOMATOLOGIE.

1° Signes fournis par l'examen du visage.

Ce sont les signes les plus importants. Ils intéressent la motilité et la sensibilité.

A. — Troubles moteurs.

Au repos, la bouche apparaît déviée, tantôt la lèvre supérieure se trouve légèrement soulevée d'un seul côté, tan-

tôt c'est la lèvre inférieure qui se trouve légèrement abaissée. Dans les deux cas la partie moyenne de la lèvre qui se
trouve déviée ne correspond plus à l'axe du corps, et la commissure se trouve portée en dehors, en haut ou en bas. La
ligne représentée normalement quand les lèvres sont closes
par une courbe élégante et peu accentuée, devient une ligne
brisée, un peu irrégulière, oblique, simulant un S italique horizontal. Le sillon naso-labial correspondant est
plus profond. Quelquefois le sourcil du côté du spasme est
abaissé, et « au-dessus de lui et vers son extrémité na-
sale existent deux ou trois plis verticaux dont l'un
très apparent limite en dedans une petite fossette arron-
die. L'ensemble de toutes ces contractions donne à la physionomie un air triste et chagrin (Charcot) (1). » L'aile du
nez est attirée en haut. Malgré ces déformations multiples,
la joue du côté sain conserve ses rides normales : sa peau
est lisse, elle n'est pas flasque comme dans la paralysie.
La joue du côté atteint est fuyante, portée en arrière.

Quand on fait ouvrir la bouche au malade on constate
que son orifice est beaucoup plus large du côté contracturé, que sa forme est irrégulière. En même temps le
sillon naso-labial correspondant devient énorme, celui du
côté opposé au contraire n'est presque pas modifié, tout
au plus un peu déplissé. Dans cette attitude on remarque
du côté de l'hémispasme de petites secousses musculaires
rythmiques, très rapides, intermittentes, siégeant dans la
région du pli naso-labial ou de la lèvre déplacée. Ces secousses se montrent aussi, mais beaucoup moins prononcées au repos.

1. Charcot. *Archives de Neurologie*, 1891.

Quand on fait rire le malade, on voit nettement les dents du côté contracturé, tandis que du côté sain elles sont plus ou moins masquées par des téguments. Quand on le fait parler, le côté qui semble paralysé n'est pas immobile, ses muscles se contractent et participent à l'expression mimique.

Dans l'action de souffler, la joue contracturée se gonfle fortement, la joue opposée, au contraire, ne fait qu'une légère saillie. L'air passe plus ou moins bruyamment du côté contracturé, en soulevant la moitié correspondante des lèvres, tandis que l'autre moitié est à peine mobile.

Quand on lui commande d'écarter les lèvres pour montrer ses dents, on les découvre beaucoup mieux du côté où siège le spasme.

Quand on lui dit de tirer la langue, il la projette difficilement hors de la cavité buccale. On remarque qu'elle est fortement déviée du côté contracturé et qu'elle est animée de mouvements spasmodiques.

L'axe lingual n'est pas rectiligne, il décrit une courbe très accusée de telle sorte que la langue a la forme d'un crochet. En outre la langue apparaît plus épaisse et moins large dans sa moitié contracturée.

La luette est souvent déviée.

Certains mouvements sont parfois très difficiles à exécuter, le sifflement, par exemple, qui peut devenir impossible.

Enfin la migration des aliments à travers la cavité buccale s'accomplit d'une manière imparfaite du côté correspondant à l'hémispasme. Le malade est souvent obligé de retirer avec le doigt les parcelles alimentaires qui s'accumulent du même côté, entre la joue et l'arcade dentaire. Dans la paralysie, c'est toujours du côté paralysé qu'a lieu ce phénomène.

B. — *Troubles sensitifs.*

Dans presque tous les cas on observe une anesthésie plus ou moins complète qui se superpose au spasme. M. Gilles de la Tourette, dans un travail sur la superposition des troubles de la sensibi ité et des spasmes de la face et du cou chez les hystériques, avait bien signalé ce fait. « En examinant attentivement, disait-il, la sensibilité de la langue dans plusieurs cas de spasme glosso-labié hystérique, nous avons remarqué d'une façon pour ainsi dire constante que la langue était anesthésique en totalité alors par exemple qu'il n'existait chez le sujet qu'une hémi-anesthésie générale. Si la lèvre supérieure était envahie, l'anesthésie s'étendait sur le tégument externe correspondant et sur sa doublure muqueuse. Le spasme et l'anesthésie s'étaient donc superposés. »

Le même auteur fait remarquer que, dans le blépharospasme hystérique il se produit, dans le domaine de l'orbiculaire contracturé, une zône circulaire d'anesthésie qui peut être remplacée par de l'hyperesthésie.

On a pu vérifier ces faits en reproduisant chez des hystériques hypnotisables des spasmes glosso-labiés, des contractures de l'orbiculaire des paupières, etc. On a toujours, en effet, observé que l'anesthésie se superposait au spasme (1).

1. Cependant la superposition des troubles de la sensibilité et du

Dans l'hémispasme l'anesthésie comprend presque toujours la totalité de la langue ; ce mode de distribution des troubles de la sensibilité sur cet organe est un élément de diagnostic avec l'hémi-anesthésie due à des lésions cérébrales.

2° Signes fournis par l'examen des membres.

Nous n'insisterons pas longuement sur ces signes qui n'appartiennent pas particulièrement à l'hémispasme. Ce sont des manifestations de l'hystérie qui accompagnent ordinairement ce dernier, mais qui possèdent une haute valeur diagnostique.

A. — *Troubles moteurs.*

Ces troubles consistent en une hémiplégie sur un des côtés du corps, qui peut correspondre ou non au siège de l'hémispasme.

L'hémiplégie hystérique peut au premier abord en imposer pour une hémiplégie capsulaire. Le malade est incapable de mouvoir le bras et la jambe, mais sa marche offre un caractère particulier : tandis que le paralytique vrai fauche et décrit un arc de cercle, l'hémiplégique hys-

spasme ne sont pas constants. M. Charcot a montré que les troubles de la sensibilité dans l'hystérie ne se superposent pas à l'innervation de l'organe, mais qu'ils suivent plutôt la fonction qui est dévolue à celui-ci.

térique traîne la jambe sans pouvoir détacher du sol la pointe du pied.

Il peut exister du tremblement au membre supérieur.

Les réflexes sont rarement augmentés, ils sont plutôt légèrement diminués.

B. — *Troubles sensitifs.*

L'hémi-anesthésie accompagne presque toujours l'hémi-spasme. Elle se différencie de l'hémi-anesthésie organique par son mode de distribution. Elle respecte certains terri-toires de la surface du corps : le thorax, l'abdomen, les organes génitaux externes, le dos, les lombes sont intacts, tandis qu'ils sont envahis dans l'hémiplégie organique.

Le sens musculaire est parfois aboli.

Enfin, il existe d'autres troubles concomitants qui ont trait aux organes des sens, et qui se montrent ordinaire-ment du côté contracturé.

OBSERVATION I (personnelle).

Hystéro-traumatisme. Hémi-anesthésie droite ; hémiplégie gauche ; spasme glosso-labié à gauche. Parésie subsé-quente du facial à droite.

Le Pol..., âgé de 34 ans, garçon de café, entre à l'hôpital Saint-Antoine, dans le service de M. Ballet, le 20 avril 1891.

Antécédents héréditaires. — Son père est mort d'une maladie de la moelle épinière, il était alcoolique.

Sa mère était épileptique.

Antécédents personnels. — Le Pol... a été atteint d'épilepsie dès l'âge de onze ans. Il a contracté la syphilis à l'âge de vingt-quatre ans.

Il y a deux ans, dans un hôtel borgne de la rue Turbigo, il reçoit un coup de couteau à la région frontale droite. Deux heures après cette blessure il tombe sans connaissance, et quand il revient à lui il est hémi-anesthésique du côté droit et hémiplégique de l'autre. La langue, fortement déviée à gauche, est recourbée en forme de crochet au niveau de sa pointe, et la commissure gauche est attirée en haut.

État actuel. — Les phénomènes spasmodiques ont beaucoup diminué. Le malade accuse des bourdonnements qui se produisent dans son oreille gauche.

Il est sujet à des céphalées intenses. Il a des attaques de temps à autre.

Tout le côté droit du corps est complètement insensible à la douleur. A gauche on constate un peu d'hyperesthésie.

Le côté gauche du corps est hémiplégique ; il n'est pas contracturé. Le côté droit est tout à fait normal.

Il existe un rétrécissement double du champ visuel, ainsi que de la diplopie binoculaire. La vue s'est affaiblie depuis deux ans.

Au repos, la lèvre supérieure est attirée en haut au niveau de la partie moyenne de sa moitié gauche. L'aile du nez gauche est plus élevée.

Quand on fait ouvrir la bouche au malade, son orifice apparaît plus large à gauche qu'à droite et le sillon naso-labial devient très accentué.

La langue est fortement déviée à gauche, elle semble un peu plus épaisse à droite ; elle est agitée de petites secousses rapides. Le malade ne peut la porter en haut qu'avec peine et il la projette difficilement en avant.

Quand il souffle, l'air passe du côté contracturé, et la joue gauche se gonfle davantage. Il ne peut siffler. La luette est trémulante et déviée à gauche.

Les aliments s'accumulent à gauche dans le sillon gengival.

Au niveau des muscles releveurs de la lèvre supérieure on constate de petites secousses qui se produisent beaucoup mieux à l'état de mouvement qu'à l'état de repos.

Quand le malade parle, le côté droit participe à l'expression ; il n'est pas un masque muet, et ses rides ne sont pas effacées.

Le sourcil gauche est abaissé, et cette asymétrie ne disparaît pas lorsqu'on fait froncer le sourcil ou ouvrir les yeux du malade.

Quelques jours après son entrée à l'hôpital, le Pol... présenta de nouveaux phénomènes. Ainsi, quand on lui commandait de souffler, la joue droite se gonflait fortement et l'air s'échappait du même côté. En outre, la lèvre supérieure paraissait un peu flasque et tombante dans sa partie droite ; enfin, quand le malade ouvrait la bouche, on constatait que son orifice était plus large à droite qu'à gauche.

En présence de ces faits, nous avons songé à une parésie droite qui se serait surajoutée à l'hémispasme, à titre d'épiphénomène de l'hystérie. Cette parésie ne serait-elle pas localisée, à droite, à la moitié de l'orbiculaire, à un élévateur et au buccinateur ?

V

DE LA PARALYSIE FACIALE HYSTÉRIQUE.

Maintenant que nous connaissons l'hémispasme, nous allons aborder l'étude de la paralysie faciale hystérique. Les quelques observations que nous avons recueillies démontreront amplement son existence. Par leur analyse et les faits qui s'en dégageront, nous essayerons de constituer la physionomie de cette paralysie névrolytique. Nous étudierons d'abord les troubles de la face, puis nous passerons en revue toute une série de symptômes dont la coïncidence est surtout intéressante au point de vue du diagnostic. Nous établirons plus loin le diagnostic de la paralysie, et nous décrirons sa marche, sa durée, son étiologie, etc.

OBSERVATION II (personnelle).

Paralysie dissociée du facial; parésie des membres; hypo-es-
thésie totale.

R... entre à l'hôpital Saint-Antoine, dans le service de M. Ballet, le 15 avril 1891.

Il est âgé de 35 ans, mais il paraît plus vieux que son âge. Il est ouvrier en parapluies et il n'a jamais exercé d'autre profession.

Il présente une tare héréditaire bien avérée. Son père était bien portant, non alcoolique, un peu nerveux ; mort probablement d'apoplexie (?) Sa mère était nerveuse, très excentrique. Deux de ses frères sont morts tout jeunes du carreau. Le seul frère qui est survivant est phthisique. Il n'y a rien de spécial du côté des collatéraux.

Quant à lui, il n'a jamais joui d'une bonne santé dans sa jeunesse. Il a été atteint du carreau à l'âge de trois ans ; cette maladie lui a occasionné une déformation du thorax. Il a eu la jaunisse à dix-sept ans, et le purpura à dix-huit. A partir de cette époque sa santé s'est améliorée, mais il s'est livré à la boisson. Il prenait dix petits verres de kirsch ou de cognac et deux litres de vin par jour. Il s'énivrait régulièrement tous les dimanches. Ces excès ont duré trois ans. R... est ensuite devenu très sobre et n'a jamais plus fait d'excès de ce genre. Il n'est pas syphilitique ni rhumatisant. Il a des hémorrhoïdes.

Il n'a jamais subi de choc traumatique. Le malade raconte que dans sa jeunesse « il n'était pas nerveux », mais qu'à partir de l'âge de dix-neuf ans il avait changé de caractère. Il était devenu coléreux, irritable, enclin à la tristesse ; il pleurait facilement, sans motif.

Il travaillait dans le même atelier que son frère, et il survenait entre eux de fréquentes querelles. Il arriva qu'un jour la dispute fut plus longue et plus envenimée, et R.... en fut plus contrarié que d'ordinaire.

Dans la nuit il rêve qu'il est aux prises avec son frère et que son père, qui est mort depuis quelques années, assiste à cette lutte. Quand il s'éveille de son rêve, il se sent étreint par tou tle corps, il lui semble qu'il « étouffe » ; il veut appeler à son secours, mais il ne peut ni parler ni bouger. Le lendemain, dans la nuit, survient sa première attaque.

Après avoir ressenti « comme des fourmillements, des crampes » qui lui parcourent les membres, et des phénomènes de constriction à la gorge, il perd connaissance. Il paraît que cette première attaque apoplectiforme a duré environ une demi-heure.

Il n'avait pas eu d'écume à la bouche et ne s'était pas mordu la langue. De cette date, il s'est aperçu que sa parole était plus embarrassée, mais il n'a pas remarqué que sa face fût déviée. Ensuite il a été pris ordinairement de deux attaques par mois, d'une durée de cinq minutes environ. Son sommeil a été très mouvementé par de nombreux rêves, dans lesquels il lui semblait être en la compagnie intime de femmes provoquantes. Et dans ces occasions il lui arrivait souvent d'avoir des pertes séminales.

En 1882, il se marie, mais la vie en commun ne change en rien son état cérébral. Il continue la série de ses attaques. Elles surviennent ordinairement la nuit ; pendant leur durée, il crie, il pleure, il est agité de mouvements. Elles sont provoquées le plus souvent par des contrariétés, des émotions, et quelquefois par un verre d'absinthe que le malade, non coutumier du fait, a pris par hasard. Ajoutons que R.... n'est pas buveur : il est très sobre à cet égard. Il se méfie de l'alcool, car, dit-il, « il est trop nerveux et trop faible du cerveau pour supporter la boisson. »

Ces crises sont quelquefois incomplètes et peuvent s'accompagner de mutisme.

Etat actuel. — R... est bien musclé. Il présente des déformations du squelette : asymétrie crânienne (bosse frontale droite plus saillante que celle du côté gauche), sternum bombé en avant, fortement rétréci dans son diamètre longitudinal. Il accuse souvent de la douleur au niveau des tempes et de l'occiput. Il a parfois des étourdissements et des bourdonnements d'oreilles, surtout à gauche. Son appétit est excellent. Il est sujet à une constipation opiniâtre qui lui occasionne des douleurs à l'abdomen. La déglutution est quelquefois gênée. Il y a quatre ans qu'il a remarqué de la faiblesse dans les membres. Le membre gauche a été atteint le premier; quelque temps après celui de droite a été pris à son tour. La parésie est plus accusée à gauche. Ainsi, quand le malade marche, il traîne très légèrement la jambe gauche, et il détache du sol avec une certaine gêne la pointe du pied correspondant.

Les membres supérieurs sont le siège de tremblements intermittents, à oscillations lentes, survenant principalement au début ou à la fin d'une attaque, à la suite de contrariétés ou de fatigues.

Quand on fait tenir au malade les bras en extension pendant un certain temps, on voit d'abord se produire de petites oscillations dans le pouce droit. Les jambes tremblent, mais moins souvent. Ces tremblements sont moins fréquents qu'autrefois.

R. est polyurique (2500 à 3000 grammes d'urine dans les vingt-quatre heures). Son sommeil est agité par des rêves lascifs, suivis ordinairement d'érections et de pollutions. Le malade a quelquefois de l'incontinence d'urine.

On ne trouve pas de zônes hystérogènes, cependant les testicules sont très sensibles et la moindre pression éveille de la douleur. Le réflexe pharyngien est aboli.

Le malade a souvent la sensation de boule hystérique. Il existe un rétrécissement considérable et bilatéral du champ visuel. La vue s'est affaiblie depuis cinq ans.

Il ignore l'époque à laquelle remonte sa paralysie. Il y a dix mois, paraît-il, que sa femme aurait observé une certaine déformation de son visage, qui lui paraissait « plus gros d'un côté ».

R. n'a pas appris à lire. Il est d'une intelligence obtuse, au-dessous de la moyenne de celle des individus de sa profession. Il a toujours paru un peu « bouché », comme l'affirme sa femme. Il répond souvent mal aux questions qu'on lui pose. Il pleure ou rit facilement, sans motif. Il est peu communicatif et préfère s'isoler de ses camarades de salle. Sa physionomie peu mobile et expressive lui donne un air d'hébétude.

Ses facultés intellectuelles ont sensiblement diminué. La mémoire est notablement affaiblie. R... ne se rappelle plus la rue qu'il habitait avant d'entrer à l'hôpital ; seul le numéro de sa maison lui est resté dans le souvenir. Il est incapable d'attention. Il a toujours l'air de ne penser à rien.

Motilité.

Membres. — Nous constatons que le membre supérieur droit possède plus de force que son congénère. R.., en effet, serre plus énergiquement de la main droite. Les réflexes tendineux sont exagérés ; les réflexes cutanés nous paraissent normaux.

Le 9 mai le dynamomètre accuse :

A droite	90
A gauche.	80

Et le 25 mai :

A droite	100
A gauche.	90

Le 1er juin les réflexes profondes sont très exagérés à gauche ; à droite ils semblent à peu près normaux.

L'amyosthénie a diminué également des deux côtés, l'exagération des réflexes a seule persisté à gauche.

Face. — A l'état de repos, l'asymétrie faciale n'est pas très prononcée. La face est déviée modérément vers la droite. De ce côté, les sillons sont nettement accusés. Du côté gauche au contraire, la face paraît quelque peu lisse, les reliefs musculaires sont moins apparents. Cependant on observe à gauche, au niveau des muscles abaisseurs de la lèvre inférieure, un certain relief plus accusé qu'à la partie droite correspondante. La lèvre supérieure dans sa moitié gauche est abaissée, oblique ; il en est de même

de la lèvre inférieure, et l'insterstice des deux lèvres représente la forme d'un *S* italique horizontal, mais irrégulier et un

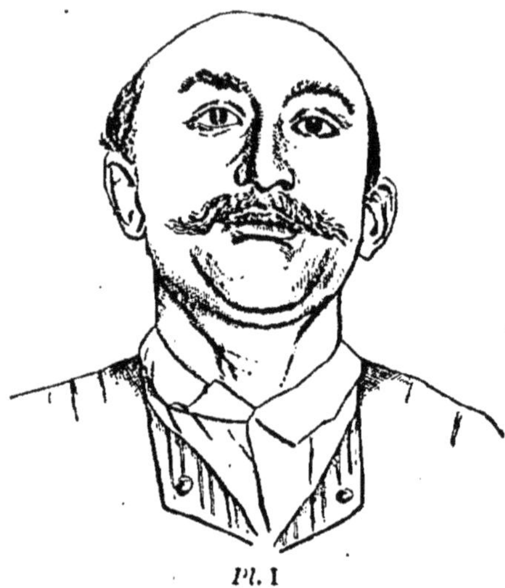

Pl. I

peu oblique. La commissure labiale gauche est abaissée, et l'aile
du nez, légèrement aplatie, est déviée à droite.

Le malade paraît faire la moue à gauche, et à ce niveau la lèvre
inférieure présente un bord libre plus épais et comme renversé.

Quand on lui fait ouvrir la bouche, on constate que son orifice
est plus large à gauche ; le sillon naso-labial est beaucoup plus
accusé du même côté. R..., dans ce mouvement, sent que sa bouche est attirée à droite. Quand on lui commande d'ouvrir tout
doucement la bouche, les phénomènes précédents sont moins évi-
dents, mais ils apparaissent très accusés si on la lui fait ouvrir
vivement. Dans ce dernier cas on observe le fait suivant : les deux
lèvres sont d'abord attirées en haut et à droite, puis la moitié
gauche de la lèvre inférieure semble se renverser de dedans en

dehors et se porter en bas ; la moitié droite est tendue tandis que la moitié gauche est flasque. La lèvre inférieure à gauche est plus éloignée de l'arcade dentaire correspondante.

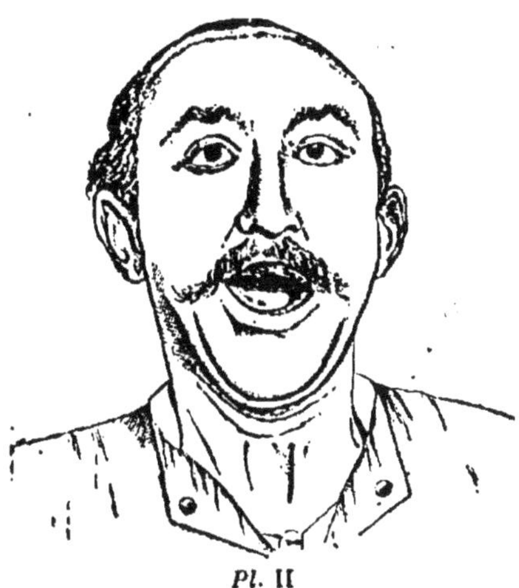

Pl. II

Quand on le fait parler, les muscles se contractent bien à droite, à gauche la face est un masque muet, la moitié droite des

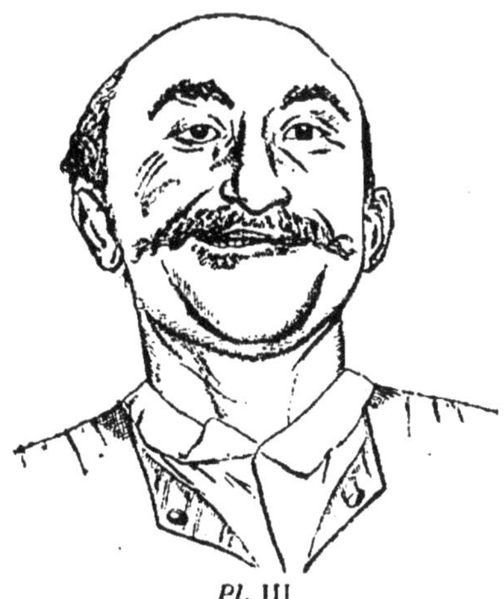

Pl. III

lèvres est seule animée de mouvements, tandis que la moitié gauche est accolée et immobile dans plus d'un tiers de son étendue.

Le malade vient-il à rire, le sillon naso-labial est plus accusé à droite, la commissure droite est attirée en haut et celle de gauche se trouve au contraire abaissée (*Pl.* III).

Il prononce assez difficilement les labiales B et P. Quand on lui ordonne d'élever la lèvre supérieure et l'aile du nez (mouvement qu'il exécute avec une certaine gêne), le sillon naso-labial 'apparaît plus manifeste à droite, et l'on constate au-dessus de ce pli, sur la face latérale du nez, deux plis beaucoup plus accusés qu'à gauche.

Les mouvements de latéralité s'accomplissent assez bien à gauche, mais le malade semble s'aider de son orbiculaire des paupières qu'il contracte en même temps. En outre le sillon naso-labial droit, est plus accusé ; cependant il se forme à gauche trois sillons assez apparents qui ne vont pas au delà de la commissure et qui entourent le menton en forme de cercle ; la commissure gauche est plus abaissée et les dents du même côté sont aperçues dans une plus grande étendue. Le malade prétend exécuter ce mouvement avec plus d'aisance à droite.

Si on lui fait rapprocher énergiquement les lèvres, on éprouve plus de difficulté à soulever la lèvre supérieure ou à abaisser la lèvre inférieure du côté droit.

Quand le malade fait effort pour tenir les paupières fermées, il est peut-être plus facile d'ouvrir la paupière gauche?

Pendant la contraction du sourcillier apparaissent à droite, près de la racine du nez, deux plis plus accentués qu'à gauche.

Il est impossible à R... de fermer un seul œil.

Le sourcil paraît légèrement élevé à gauche, probablement à cause de l'asymétrie crânienne que présente R...

Les rides frontales sont identiques, à part celle qui est située immédiatement au-dessus du sourcil gauche.

Quand on fait souffler le malade, la joue droite paraît se gonfler plus fortement que la joue gauche, et l'air passe à droite. Il en est de même de la fumée quand il fume la pipe.

La langue ne paraît pas déviée d'une manière sensible, néanmoins elle a une légère tendance à se porter à gauche. Elle est égale dans ses deux moitiés et le malade la projette avec facilité dans tous les sens.

R... soulève mieux la moitié droite de la lèvre supérieure et les muscles se contractent bien de ce côté.

Quant à la lèvre inférieure, il abaisse davantage la moitié gauche, mais celle-ci est flasque, non adhérente à l'arcade dentaire correspondante et semble attirée en bas et en arrière. Les muscles du menton se contractent d'une façon à peu près égale des deux côtés.

Le malade siffle du côté droit, les lèvres s'incurvant dans leur moitié droite.

La narine droite se contracte un peu mieux que celle du côté opposé ; elle est le siège de petits mouvements intermittents, non en rapport avec les mouvements respiratoires et non modifiés par ces derniers.

Il n'existe aucune secousse spasmodique dans les deux moitiés de la face.

La migration des aliments à travers la cavité buccale ne semble pas gênée. Le malade cependant préfère manger du côté gauche. Autrefois la mastication s'effectuait à droite, et R... était obligé de retirer avec le doigt les parcelles alimentaires qui retombaient à gauche dans la gouttière gingivale.

B. — *Sensibilité.*

La sensibilité est des plus variables. Il existe une hypo-esthésie totale, mais se montrant toujours plus accusée d'un côté que de l'autre. Nous savons que la sensibilité a été beaucoup plus altérée qu'elle ne l'est aujourd'hui. Le malade, en effet, nous raconte que dans le service de M. Dujardin-Beaumetz on pouvait impunément lui enfoncer une épingle jusque dans la profondeur des muscles, et cela se passait il y a deux ans environ.

Le 27 avril. — Quelques jours après son entrée à l'hôpital, nous constatons une diminution de la sensibilité des deux côtés, mais plus accusée à droite. Cette diminution n'est pas égale dans toutes les parties du corps. Ainsi la sensibilité au froid et à la douleur est moins altérée au membre inférieur qu'au membre supérieur; au dos le côté gauche est plus sensible au froid, c'est l'inverse pour la douleur.

Le 12 mai. — L'hypoesthésie est plus accusée à gauche.

La sensibilité de la face, examinée le 27 avril, se montre plus altérée qu'aux membres, surtout dans sa moitié droite. La sensation au froid est presque abolie. Mais quelques jours après (1er mai) il se produisait comme un transfert de l'anesthésie d'un côté dans l'autre: la moitié droite de la face était moins anesthésiée que celle de gauche. A la joue l'anesthésie était plus profonde que partout ailleurs, et s'étendait à l'intérieur sur la moitié correspondante de la muqueuse de la cavité buccale. Le menton est moins sensible que le front.

La sensibilité de la langue est diminuée à droite.

Le tact est parfaitement intègre.

ORGANES DES SENS.

Vue. — Il existe un rétrécissement double du champ visuel.

On note de l'asthénopie, de la dyschromatopsie à droite.

Ouïe. — Le malade entend des bourdonnements. L'acuité auditive est plus vive à gauche.

Goût. — La sensibilité gustative est légèrement diminuée à gauche.

Odorat. — L'odorat ne semble pas modifié.

Le 7 mai. — La paralysie faciale semble légèrement plus accusée. Quand le malade rit le sillon naso-labial droit paraît énorme. Le rétrécissement visuel est moins considérable à gauche.

Le 9 mai. — Les symptômes paralytiques semblent moins accusés que précédemment (?). Le malade entend mieux à droite. Le rétrécissement du champ visuel n'existe que du côté droit.

11 mai. — Les mouvements de latéralité se font bien des deux côtés; à gauche il se forme deux ou trois sillons en demi-cercle qui sont aussi accentués qu'à droite. Les muscles à gauche se contractent mieux et la joue du même côté est plus mobile.

19 mai. — L'odorat est un peu affaibli à droite. La joue gauche est plus sensible au froid que la joue droite. Il en est de même de la sensibilité à la douleur. L'hypo-esthésie à gauche est surtout bien apparente au niveau de la joue. La langue sent mieux dans sa moitié gauche, et l'anesthésie augmente à mesure que l'on s'approche du pharynx.

23 mai. — La paralysie de la face est plus accentuée. Quand le malade parle, la joue gauche est immobile. La cornée de l'œil gauche paraît être moins sensible que celle de l'œil droit. L'exploration de la sensibilité donne le résultat suivant dans le domaine du trijumeau :

a. Froid { sensibilité mieux conservée à droite { joue moins sensible que front

b. Douleur { *id.* { joue plus sensible que front et menton (?)

27 mai. — La pupille de l'œil gauche est dilatée. La face est plus sensible à droite qu'à gauche, et, dans chacune de ses moitiés, la joue est plus sensible que le front, mais elle l'est moins

que le menton. La langue sent mieux à droite. Le froid provoque la même sensation sur toute la surface du corps. Aux membres, la sensibilité est presque normale à droite.

Le dynamomètre marque.

A droite. 120
A gauche. 100

Il n'existe plus de rétrécissement du champ visuel à gauche.

1er juin. — Les pupilles sont égales. L'œil gauche est plus petit, plus enfoncé. L'aile du nez paraît un peu plus aplatie du côté paralysé. Le sillon mentonnier est assez bien marqué.

Les moitiés gauches des lèvres sont obliques, abaissées, un peu plus proéminentes, surtout à la partie inférieure.

Quand le malade parle, on voit se contracter parfaitement les muscles à droite, tandis qu'à gauche la joue est pour ainsi dire immobile. R... abaisse normalement la lèvre inférieure, mais il ne peut soulever que la partie droite de la lèvre supérieure. Il écarte facilement les commissures dans le plan horizontal. Le mouvement d'élévation de la commissure en dehors et en haut ne se fait pas (rire).

Quand le malade rétrécit sa cavité buccale, ou allonge les lèvres en les rapprochant fortement, si l'on insinue un doigt de chaque côté de la commissure, on constate que l'orbiculaire se contracte plus énergiquement dans sa moitié droite, et que les deux buccinateurs ont une force à peu près égale. Dans l'acte d'embrasser, de siffler, seule la partie droite des lèvres est active, la moitié gauche est immobile dans un tiers de son étendue. Dans le mouvement de va-et-vient des lèvres, projetées successivement en avant et arrière, on remarque, à droite, que le sillon naso-labial est plus accusé, que la commissure est plus élevée, que les muscles élévateurs jouent bien. Quant aux muscles abaisseurs ils se contractent bien des deux côtés, et le sillon mentonnier paraît également dessiné dans presque toute son étendue.

A la face, la sensibilité est mieux conservée à droite, mais la différence n'est pas très notable. Il n'y a que de l'hypo-esthésie. Il existe une plaque d'anesthésie mieux dessinée au niveau du buccinateur, comprise dans un espace limité par deux lignes horizontales, la supérieure passant par le milieu du nez et l'inférieure par les commissures. Le menton est plus sensible que le front.

La sensibilité au froid est normale des deux côtés, mais la chaleur est mieux perçue à droite.

La sensibilité générale et spéciale de la langue est légèrement altérée du côté droit. Le réflexe pharyngien est aboli à droite, et seulement diminué à gauche.

L'odorat est modifié un peu à droite.

L'ouïe est plus vive à droite. L'oreille gauche est sujette aux bourdonnements.

Le malade voit très distinctement de l'œil gauche. Il ne voit pas de l'œil droit au delà d'une distance de 0,50 cent. environ. Il distingue mal les couleurs de ce côté : le vert lui paraît bleu, le rouge est noir.

Les pupilles sont égales et réagissent à la lumière. Il existe de la micromégalopsie à droite, mais, d'après le malade, la flamme d'une bougie lui apparaîtrait de ce côté plus étendue qu'elle n'est en réalité. Le rétrécissement du champ visuel n'existe qu'à droite.

8 juin. — On constate deux plaques d'érythème situées, l'une à la partie interne du genou gauche, et l'autre à la partie externe du genou droit. Cet érythème, d'après le malade, survient brusquement, disparaît de même, mais il récidive au bout d'un temps plus ou moins éloigné.

Les mouvements de latéralité des commissures semblent s'accomplir dans une plus grande étendue à gauche. Néanmoins l'orifice limité par les lèvres est plus large de ce côté et la commissure paraît moins élevée. Ce dernier phénomène s'accentue dans le rire.

La sensibilité semble plus altérée. Il existe toujours de l'anesthésie à la douleur à gauche, au niveau du front et de la joue, mais au niveau du menton la sensibilité est mieux conservée. L'odorat est plus accusé à gauche; c'est l'inverse pour le goût.

A l'examen électrique de la contractilité musculaire, on ne constate rien d'anormal. Les muscles réagissent très bien et il n'existe pas de résistance électrique appréciable à la face.

Il n'en est pas de même de la vision. On constate à gauche une acuité visuelle à 0,07, tandis qu'à droite elle n'est que de 0,01.

En effet, du côté droit, la malade peut à peine compter les doigts au delà de 0,50 centimètres. Il présente du strabisme de ce même œil, cependant en couvrant et en découvrant alternativement les deux yeux, on n'observe pas de déviation de l'œil caché. Placé au centre du périmètre, on peut constater que l'angle α est nul, et par conséquent on n'a pas affaire à un strabisme apparent. L'angle du strabisme au périmètre mesure 5 degrés. Il existe une limitation notable dans le champ du regard pour l'œil droit, quand celui-ci se porte en dehors; le champ d'excursion nasal mesure 10 degrés de plus que le champ d'excursion du côté externe. Les excursions sont normales à gauche.

On ne peut mieux se rendre compte de ce déplacement du champ du regard qu'en le comparant à ce que Uthof de Berlin a désigné sous le nom de faux mystagmus; c'est ce qu'on observe dans la sclérose en plaques.

En outre, le malade porte difficilement l'œil droit en dehors. On constate un retard de ce mouvement, entre le commandement et l'exécution, de telle sorte qu'on est tenté de considérer ce fait comme dû à une parésie du muscle externe. Il ne se produit pas, du côté nasal, de déviation de l'œil gauche, analogue à celle que l'on observe dans la paralysie périphérique.

L'œil droit est atteint de choroïdite.

10 juin. — La déviation de la face est moins accusée. La

force musculaire de la langue avec le dynamomètre donne les résultats suivants :

Pression à la pointe 1000
— latérale gauche. 500
— latérale droite 600

R... est un **hystérique**. Sans toucher à ses antécédents héréditaires, il présente de nombreux stigmates de cette névrose. Tout d'abord il existe une hypo-esthésie totale pour la température et la douleur. Cette anesthésie varie d'intensité, elle est erratique, disposée en plaques, mais plus accusée à gauche (*Pl.* IV). Néanmoins le tact est intègre. Il n'y a pas de zônes hystérogènes parfaitement caractérisées, cependant le scrotum est très sensible à la pression.

Nous constatons un rétrécissement considérable du champ visuel à gauche, avec dyschromatopsie. L'œil droit présente le même phénomène, mais il est atteint de scotome central. Notons que ce rétrécissement est variable. Le réflexe pharyngien est totalement aboli du côté droit. Le goût, l'ouïe, l'odorat sont affaiblis d'un seul côté, mais qui n'est pas le même pour tous les organes de la sensibilité spéciale.

Enfin R... a des attaques de nerfs fréquentes, qui sont précédées de l'aura hystérique et accompagnées parfois de mutisme.

Nous allons essayer de montrer l'évolution de l'hystérie chez notre malade. R... a fait des excès alcooliques dans sa jeunesse, et c'est pendant cette période d'intoxication que lui est survenue sa première attaque. On est porté naturellement à penser que ces habitudes d'intempérance ont donné le premier coup de fouet à la névrose déjà préexistante. Nous croyons que l'alcoolisme n'est pas ici le facteur le plus important. Et voici pourquoi : la première crise n'est pas apparue durant la phase aiguë de l'alcoolisme, c'est-à-dire dans cet état d'ivresse auquel R... se soumettait régulièrement une ou deux fois par semaine; elle est survenue, au contraire, pendant une période de repos.

Le malade, en effet, nous a avoué qu'il n'avait pas fait d'excès alcooliques depuis un certain temps, lors de sa première attaque; il nous a raconté que, s'étant pris de querelle avec son frère, il en avait ressenti une si vive contrariété qu'il n'avait pu dormir de la nuit. Le lendemain il est plus triste que d'habitude, la scène qui venait de se passer entre son frère et lui obsède sans cesse son esprit; dans la nuit, il rêve qu'il est aux prises avec son frère, il est en proie à un cauchemar terrible, et c'est sur ces entrefaites qu'il perd connaissance. Ici le choc psychique paraît avoir joué le plus gros rôle ; il a agi à la manière du choc traumatique. Dans la production de l'hystérie il peut y avoir cumul de facteurs étiologiques, comme dans le cas actuel, mais ils ne possèdent pas la même force provocatrice.

Il serait intéressant de rechercher la date à laquelle remonte l'hémiplégie faciale. Est-elle contemporaine de la première attaque apoplectiforme, ou n'est-elle survenue que plus tard ?

Il est difficile de reconstituer le passé pathologique de R..., et surtout d'en montrer l'ordre d'apparition des symptômes. Néanmoins nous sommes quelque peu autorisé à penser que l'amyosthénie faciale est probablement survenue au cours de l'hystérie. Le malade ne s'est jamais aperçu de la déviation de sa face, mais sa femme assure avoir remarqué, il y a dix mois, qu'un côté de la figure était plus saillant que l'autre. Il a été soigné à Cochin il y a deux ans environ; on n'a rien observé d'anormal à la face, mais on a constaté une anesthésie profonde de tout le corps, accompagnée d'une certaine faiblesse musculaire des membres.

Il est probable que c'est à peu près vers cette époque que date la paralysie. Mais quel en serait alors le facteur étiologique? A ce sujet nous ferons remarquer que le malade a souffert depuis cinq ans d'ennuis et de privations, et nous ne sommes pas éloigné de considérer ce fait comme une cause qui aurait aggravé les manifestations de l'hystérie, et peut-être provoqué l'hémiplégie de la face.

Quoi qu'il en soit, nous pouvons presque affirmer que la paralysie n'a pas été plus intense au début qu'elle ne l'est en ce moment.

La paralysie faciale qui existe chez R... est intéressante par sa localisation. Elle ne ressemble à aucune autre paralysie, soit périphérique, soit capsulaire. Elle n'atteint qu'une portion du facial inférieur et la motilité ne paraît pas également lésée dans tous les muscles intéressés de la face. Et d'abord quels sont les muscles paralysés?

L'hémiplégie est à gauche.

De ce côté l'orbiculaire des lèvres est atteint : le malade ne peut siffler que d'une manière imparfaite, et quand il essaie d'accomplir cet acte ou même de parler, on remarque très bien que la moitié gauche des lèvres est seule active.

Nous savons par ce que nous a raconté le malade, à savoir qu'il était obligé à une certaine époque de relever avec le doigt les parcelles alimentaires qui s'accumulaient dans la gouttière gingivale, que le buccinateur a été autrefois paralysé. Ce muscle nous paraît à peu près indemne aujourd'hui, et le malade mange très bien de ce côté.

L'élévation de la lèvre supérieure et de l'aile du nez se fait d'une manière défectueuse (petit zygomatique, releveurs de la lèvre supérieure et de l'aile du nez). Le mouvement d'élévation de la commissure en dehors et en haut ne se fait pas (grand zygomatique).

Le mouvement d'écartement de la commissure dans le plan horizontal se fait normalement (Risorius de Santorini). Il en est de même de l'abaissement de la lèvre inférieure qui se fait même mieux à cause de la parésie de l'orbiculaire du même côté. Il n'existe donc qu'une paralysie partielle. Les muscles paralysés sont à gauche : l'orbiculaire des lèvres, le grand zygomatique, le buccinateur, le petit zygomatique, et les releveurs de la lèvre supérieure et du nez. Les autres muscles innervés par le facial inférieur paraissent intacts. Il en est de même de l'orbiculaire des paupières et du muscle de Horner.

Les petits mouvements qui siègent seulement à l'aile du nez doivent être probablement attribués à un léger hémispasme correspondant.

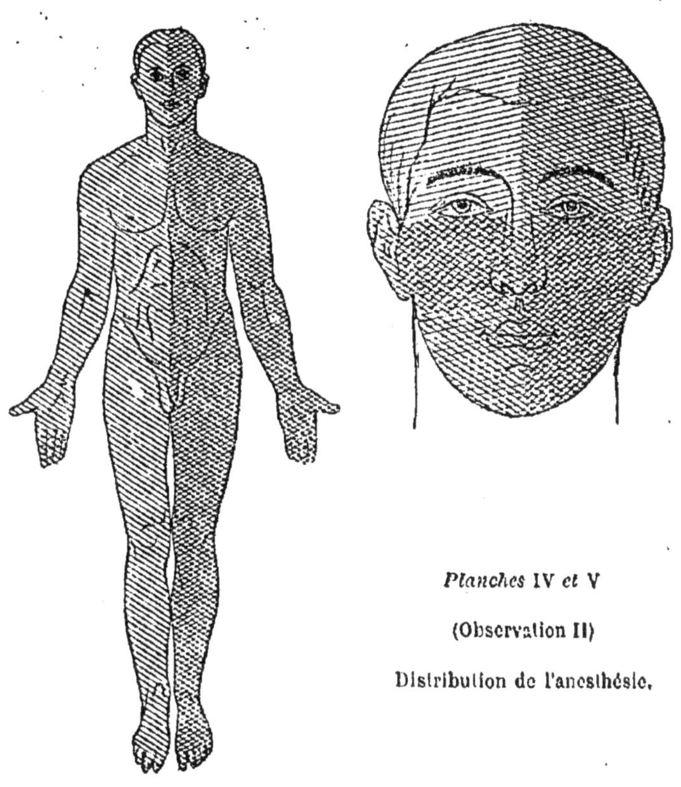

Planches IV *et* V

(Observation II)

Distribution de l'anesthésie.

Decoux

4

OBSERVATION III

Archives de neurologie; leçon de M. Charcot à la Salpê-
trière, recueillie par M. Guinon, chef de clinique.

Bar... âgé de 24 ans, *tonnelier*. Entre dans le service de
M. Proust, supléé à l'Hôtel-Dieu par M. Ballet, puis à la Salpêtrière chez M. Charcot.

Bar... présente une tare héréditaire bien avérée.

En effet, son père ancien militaire, employé d'octroi, était très
nerveux, très coléreux et s'adonnait à la boisson. Sa mère irascible, nerveuse à l'excès était sujette à des attaques de nerf.
Dans les dernières années de sa vie, elle s'était mise à boire ; elle
a été internée à Sainte-Anne comme aliénée.

Quant à Bar... c'est un sujet originairement nerveux. Pendant
son enfance il était d'un caractère difficile et sujet à des emporte-
ments violents. Pas de maladie caractérisée pendant cette période.

A seize ans il embrasse la profession de tonnelier et à dix-neuf
ans il avait déjà des habitudes alcooliques parfaitement caractérisées. Il buvait cinq à six litres de vin par jour, quatre petits
verres d'eau-de-vie en moyenne, et de temps en temps, mais
plutôt rarement, un peu d'absinthe, du vermouth et du vul-
néraire.

En 1885, à l'âge de dix-huit ans, il est victime d'un premier
accident traumatique. Il reçoit à la nuque un violent coup de
canne plombée, qui fit plaie, et dont il porte encore au cou une
profonde cicatrice, sans qu'il s'en suivit aucun accident durable.
Il fut soigné comme blessé à l'hôpital de la Pitié et au bout de
trois semaines il était complètement guéri.

En 1887, deuxième accident : comme employé à l'entrepôt des vins, il était occupé, un jour, dans une cave à empiler d'énormes tonneaux, lorsque tout-à-coup une pile entière de ces demi-muids, mal calés, s'ébranle ; une avalanche de ces tonneaux se précipite sur lui et menace de l'écraser contre un mur qui lui coupe la retraite. Alors il tombe dans un état nerveux indicible et dont il ne peut parler aujourd'hui sans émotion. Les jambes s'ébranlent sous lui et menacent de se dérober ; au lieu de fuir le danger, incapable de faire un mouvement, il reste en place comme fasciné. En vain, il entend ses camarades qui l'appellent et lui indiquent le moyen de s'échapper ; il ne bouge pas. Ceux-ci heureusement prennent le parti de venir à son aide et le retirent de là sain et sauf, sans contusion, parfaitement conscient d'ailleurs, mais tremblant de tout son corps. Au bout de quelques heures il était remis complètement et le jour même il reprenait son travail.

A la suite de cet accident les effets du schok nerveux n'ont pas cessé de se faire sentir pendant une période de trois mois, Toutes les nuits pendant ce temps-là le sommeil a été mouvementé par de sensibles cauchemars dans lesquels il croyait tomber dans des précipices, ou assister de nouveau à la scène des tonneaux roulant sur lui.

C'est sur ces entrefaites, deux mois environ après l'accident, que se manifeste la première attaque hystéro-épileptique. Il était à l'entrepôt occupé à son travail habituel, lorsque tout à coup après avoir ressenti les symptômes de l'aura céphalique : sifflements dans les oreilles, battements dans les tempes, vertiges, scotodinie, il tombe sans connaissance. Il paraît que cette première attaque a duré environ une heure. Il ne s'était pas mordu la langue.

Quatre mois après il entrait au service militaire, et ses camarades, en se moquant de lui, lui faisaient remarquer « que quand

il rit, il a la bouche de travers ». Cela a été la première constatation de sa paralysie faciale.

Au régiment il s'abstient forcément de boire faute d'argent.

Dès lors il n'a plus de grandes attaques, mais seulement de
petits vertiges qui le prennent quelquefois sur les rangs. Aussi-
tôt sorti du service, c'est-à-dire au bout d'un an, il reprend
son métier de tonnelier et en même temps ses habitudes de boire,
et alors reparaissent les spasmes épileptiques, avec écume à la
bouche, arc de cercle, etc., telles qu'on les observe aujourd'hui.

Etat actuel. — Il est facile chez Bar... de constater l'existence
d'attaques convulsives typiques. Ces attaques ne s'accompagnent
jamais de morsure de la langue : elles durent jusqu'à une demi-
heure. Il les a tous les huit ou dix jours environ et à peu près
chaque fois qu'il sort de l'hospice pour faire quelques commis-
sions en ville, à la suite des libations auxquelles il ne manque
presque jamais de se livrer en ces occasions.

Il présente encore d'autres stigmates hystériques. Il existe une
anesthésie absolue pour le tact, la température et la douleur, localisée dans cette portion du domaine du facial inférieur que l'on
peut appeler la joue. Elle englobe le menton et s'étend à l'intérieur sur la moitié correspondante de la muqueuse de la cavité
buccale.

Il n'existe point d'autre plaque d'anesthésie, mais dans l'hypo-
condre du côté gauche on note la présence d'une zône hystérogène
parfaitement caractérisée.

Enfin nous constatons l'existence d'un double rétrécissement
du champ visuel, avec micromégalopsie dans les deux yeux sans
scotome central. Le goût, l'ouïe, l'odorat sont affaiblis à gauche.

Le réflexe pharyngien est totalement aboli du même côté. Il
n'existe pas de trace d'hémiplégie dans les membres.

Le sommeil est agité, souvent interrompu par des cauchemars
consistant principalement en sensation de chute dans des précipi-

ces. Il n'a jamais vu, assure-t-il, de bêtes en rêve. De plus, pendant la nuit, il souffre souvent de violentes crampes dans les jambes et de fourmillements dans les pieds et les mains. Mais ceci dépasse le domaine de l'hystérie et rentre plus vraisemblablement dans celui de l'alcoolisme.

Au repos, on remarque déjà un certain degré d'asymétrie. La

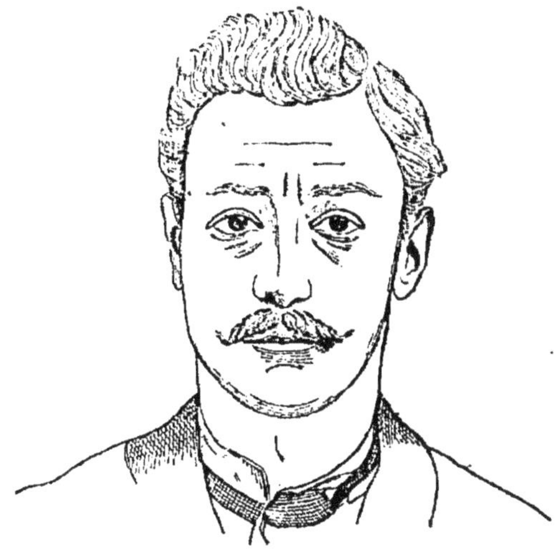

Pl. VI

commissure faciale gauche paraît légèrement tirée en haut et en dehors, tandis que la droite est tombante. Il n'existe aucune déviation de la langue. Mais si l'on fait rire ou grimacer le malade, on voit la commissure gauche se relever notablement et s'entourer de plis en demi-cercle.

A droite, les muscles du menton, les abaisseurs de la lèvre inférieure, fonctionnent normalement. Il en est de même pour le mouvement d'écartement de la commissure dans le plan horizontal (risorius de Santorini), pour l'élévation de la lèvre supérieure (petit zygomatique) et pour l'occlusion des lèvres et le sifflement (orbiculaire des lèvres). Mais le mouvement d'éléva-

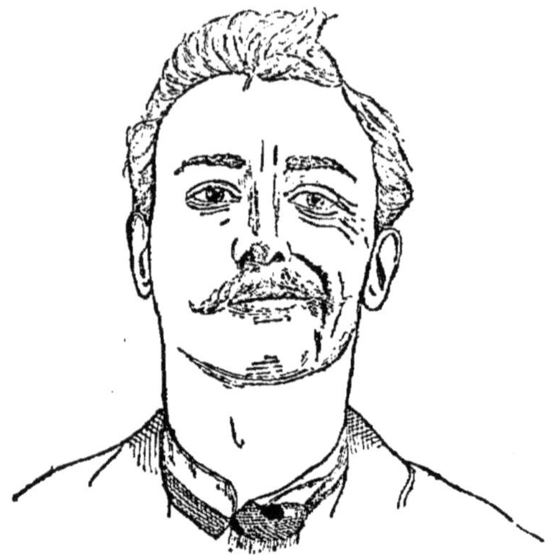

Pl. VII

tion de la commissure en dehors et en haut (grand zygomatique) ne se fait pas, et nous savons en outre, par ce que le malade nous

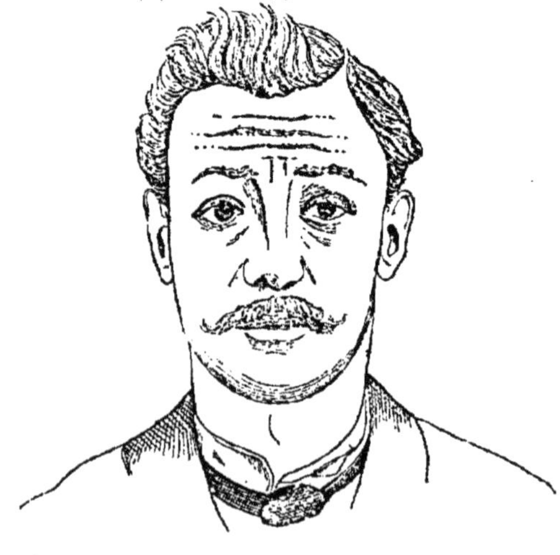

Pl. VIII

a raconté, à savoir qu'il était obligé autrefois de relever avec les doigts ses aliments qui retombaient dans la gouttière gingivale, que le buccinateur a été autrefois paralysé. Il ne paraît donc y avoir que deux muscles atteints : le buccinateur et le grand zygomatique.

Ajoutons que les réaction électro-musculaires sont parfaitement normales, bien que la paralysie remonte environ à trois ans, et qu'il n'y a nulle trace de spasme ni de secousses musculaires.

Nous retrouvons plus tard Bar... à l'hôpital Saint-Antoine, dans le service de M. Gingeot. Après avoir quitté la Salpêtrière, Bar... avait repris son ancienne profession de tonnelier, mais il ne tardait pas à être victime d'une violente attaque de nerfs. Il tombait sans connaissance et dans sa chute se contusionnait la paupière gauche. C'est après cet incident qu'il est rentré à l'hôpital.

Outre la paralysie du grand zygomatique et du buccinateur, signalée par M. Charcot, nous croyons constater une certaine impotence fonctionnelle du petit zygomatique. Quand on commande à Bar... d'élever la lèvre supérieure, il peut à peine soulever la partie droite de cette même lèvre, tandis que la moitié gauche se porte aisément en haut. Pendant ce mouvement, il nous semble que les muscles élévateurs de la lèvre supérieure à droite, jouent moins bien que les muscles correspondants du côté opposé, et que la partie latérale du nez se plisse imparfaitement à droite, en même temps que la partie supérieure du sillon naso-labial se montre peu apparente.

Peut-être doit-on incriminer en outre la parésie d'un élévateur commun de la lèvre supérieure et de l'aile du nez ?

OBSERVATION IV

Communiquée à la Société médicale au nom de M. Boinet,
par M. Ballet.

Rosine C...., trente et un ans, journalière, entre le 17 septembre 1890 dans le service de clinique médicale dont nous étions temporairement chargé, pour une ancienne paralysie faciale droite et pour un tremblement tout récent du membre supérieur droit.

Ces accidents, de nature hystérique, sont survenus brusquement, à sept ans de distance, à la suite de deux vives émotions.

Cette malade, dont la mère est très nerveuse et paraplégique, présente elle-même des signes très nets d'hystérie (abolition de réflexe pharyngien, pleurs, crises, etc.). Elle raconte qu'en 1883, elle éprouva une grande frayeur à la vue d'une opération laborieuse de hernie étranglée que l'on pratiquait sur sa mère. Quelques heures après, elle fut atteinte d'une paralysie faciale droite qui, depuis sept ans, n'a subi aucune modification.

État actuel. — 1° Nous observons, en effet, une paralysie incomplète du facial inférieur, offrant le type des paralysies faciales centrales. L'orbiculaire de l'œil droit et le muscle de Horner sont respectés, le pli naso-génien est moins accusé, la commissure est abaissée, la motilité de la langue est intacte. La moitié droite de la face est anesthésiée. La diminution de la sensibilité est plus accusée au niveau de la joue. Il n'y a aucun signe d'hémispasme glosso-labié.

2° La malade s'inquiète davantage du tremblement de son membre supérieur droit, qui s'est produit à la suite d'une attaque. Le 10 septembre, à huit heures et demie du matin, elle est brusquement et brutalement assaillie, sur une route déserte, par trois rôdeurs qui la baillonnent, la rouent de coups et la dévalisent. Elle reste, quelque temps, dans un fossé sans pouvoir se relever, elle regagne péniblement sa demeure ; elle veut, en arrivant, raconter son aventure, elle ne peut dire un seul mot. Elle éprouve une violente douleur occipitale, une céphalalgie opiniâtre et, vers minuit, après plusieurs heures d'agitation, elle est prise de tremblement, limité au membre supérieur droit. Elle ressent de forts élancements dans la colonne vertébrale et dans les membres inférieurs.

Ce n'est qu'au bout de trois jours qu'elle peut prononcer quelques mots.

Le lendemain cette aphasie avait disparu.

Le 16 décembre, nous constatons que le membre supérieur droit, immobile à l'état de repos, présente, dès que la malade se redresse sur son lit, une série d'oscillations régulières, peu étendues, lentes, se reproduisant quatre-vingt fois par minute environ.

Le bras s'écarte rythmiquement du tronc, l'avant-bras se fléchit sur le bras, la main est agitée de mouvements de flexion et d'extension sur le poignet: les doigts n'ont pas de mouvements particuliers.

Pendant la marche, ces oscillations s'exagèrent. La malade se plaint d'une sensation de froid pénible dans le membre supérieur qui est le siège de ce tremblement. Cette sensation persiste un jour après la disparition du tremblement, qui survient brusquement sous l'influence de la suggestion. La guérison s'est maintenue depuis plus de deux mois. Par contre, la paralysie faciale n'a été améliorée par aucun moyen thérapeutique.

OBSERVATIONS V, VI ET VII

Communication à la Société Médicale, par M. Chantemesse,
octobre 1890.

Ces observations ont trait à des troubles parétiques de
la face, dont on peut résumer ainsi les caractères principaux : parésie dans le domaine du facial inférieur siégeant d'un seul côté ou des deux côtés avec prédominance
unilatérale, accompagnée du même côté d'hémianesthésie
sensitivo-sensorielle de la face, de paralysie motrice plus
ou moins complète du membre supérieur, ou encore d'autres régions du corps, et enfin de troubles de l'intelligence et de perte de la mémoire. Réactions électriques
non modifiées ; affection généralement bénigne. Voici un
court résumé de l'histoire de trois paralysés à qui se rapportent ces observations

Le premier malade a déjà été présenté à la société, il y a un an
par M. Gilbert. Son observation se trouve dans nos Bulletins.

M. Brissaud a accepté le diagnostic d'hystérie toxique taba-
gique et l'a mentionné dans son travail sur les hystéries provoquées. Après une période de guérison qui s'était maintenue pendant toute l'année, cet homme, qui était resté employé à la Manu-
facture des tabacs, a été repris, le 16 septembre dernier, d'accidents très analogues à ceux dont il avait souffert l'année dernière.
Anesthésie profonde des jambes et des pieds, démarche saltatoire ;
parésie et analgésie du bras gauche, hémianesthésie faciale intense, spasme des artérioles de la rétine de l'œil gauche, constaté
à l'ophthalmoscope, par M. Ga'ezowski, et enfin parésie faciale
très nette.

Le second malade est un homme de trente ans qui avait souvent, dans son enfance, des crises nerveuses avec perte de connaissance. L'année dernière, à la suite d'une attaque, il a eu une paralysie du bras droit qui a guéri peu à peu. Nouvelle crise, il y a un mois depuis ce jour, paralysie du bras droit, avec anesthésie profonde, affaiblissement très marqué de la mémoire et de l'intelligence, douleurs de tête persistantes. Pendant la marche, la jambe droite est traînée et le pied frotte contre le parquet. Double parésie faciale plus marquée à droite avec anesthésie sensitivo-sensorielle du même côté. L'œil présente de la diplopie monoculaire avec achromatopsie.

Le troisième malade a été frappé, il y a quinze jours, par une pierre qui est tombée d'une grande hauteur sur la région lombaire. Il a continué son travail malgré ce choc.

Le lendemain seulement, le bras droit et la jambe gauche se sont montrés très faibles et insensibles. La jambe droite présentent les mêmes phénomènes, mais moins développés.

Anesthésie des mains et des avant-bras des deux côtés. Double parésie faciale plus marquée à droite, qui donne au malade un air d'hébétude particulier, anesthésie sensitivo-sensorielle de la face prédominante à droite.

OBSERVATION VIII

(Thèse de Michaut, Paris, 1890). Résumée.

Attaque subite de sommeil hystérique, d'une durée de deux jours, comme première manifestation bruyante de la névrose, chez un homme robuste, âgé de 35 ans, mécanicien.

Hémiplégie droite consécutive. Hémianesthésie incomplète des membres et du tronc du même côté. Hémianesthésie sensitivo-sensorielle de la face et du cou, du côté gauche.

Hémispasme droit avec déviation de la langue du même côté. Le côté gauche de la face se présente immobile. Les plis sont effacés. Il existe une parésie des muscles du côté gauche en les faisant contracter.

OBSERVATION IX

Bulletin médical, 1892 (MM. Descroizilles et Du Pasquier).

Charlotte M..., âgée de 3 ans 1/2, entre le 13 février 1891, salle de Chaumont, dans notre service. C'est une enfant grande, fortement constituée, et aux chairs fermes. La mère, mariée deux fois, a eu huit enfants. Du premier lit, naquirent quatre enfants, dont aucun ne vécut au delà d'un an ; le premier mourut de convulsions, le second, de jaunisse le, troisième, d'accidents convulsifs rapportés à la dentition ; le quatrième enfin, de la poitrine ; leur père mourut à 28 ans de tuberculose pulmonaire. Du second mari qui a toujours joui d'une bonne santé, sauf une attaque de rhumatisme, elle eut Charlotte, la malade dont nous rapportons ici l'observation, un garçon qui mourut en bas-âge dans des convulsions, enfin, une fille qui fut enlevée par le croup. Aucune maladie grave chez la mère : elle est éminemment nerveuse et impressionnable ; souffre presque constamment de la tête depuis trois ans, et surtout du côté gauche. Il semble qu'elle soit atteinte depuis cette époque de migraine ophthalmique revêtant une forme fruste : le scotome scintillant ; les nausées, les vomissements font défaut ; mais la douleur vive, la sensation de vertige, les troubles de la vue qui consistent ici en une obnubilation de la vue, voile nuageux s'étendant devant les objets, existent chez elle. La jeune malade, née à Paris, n'a eu des maladies de l'enfance que la rougeole, dont elle guérit parfaitement. A l'école, bien qu'intelligente, n'a jamais été studieuse ; elle sait à peine lire et écrire.

Bizarreries de caractère, reste des jours sans manger; ne s'occupant à rien, tantôt aidant sa mère aux soins du ménage. Les nuits sont souvent sans sommeil; la céphalalgie presque continuelle chez elle, sans qu'il survienne des vomissements.

Elle resta très impressionnée de la mise en bière de sa sœur cadette et craint fort son père. Le 12 janvier 1891, sa mère, forcée d'entrer à l'hôpital pour une perte, elle fut placée aux Enfants-Assistés, où elle contracta une vulvite; c'est pour des soins nécessités par cette affection qu'elles se présenta à l'hôpital des Enfants Malades. Elle se traine péniblement, courbée en deux, jusqu'à la salle, où elle se plaint d'une douleur fixe existant dans le ventre. On constate une vulvite intense, mais qui n'explique pas suffisamment la douleur.

Un premier examen fait vite écarter l'idée d'une colique néphrétique, hépatique, intestinale; il n'y a ni ballonnement ni météorisme, mais une hyperesthésie cutanée, excessive, au point où le moindre frôlement détermine des plaintes et des cris. Cette hyperesthésie est surtout exquise aux régions ovariennes; le pincement superficiel de la peau en ces points, surtout à droite, détermine chez la malade de vives contorsions suivies de pleurs; il existe là deux zônes hystérogènes manifestes. La malade n'a jamais eu d'attaques. Céphalalgie frontale gauche, très vive. Les moyens qui permettent de se rendre grossièrement compte de l'état de la sensibilité, ne nous ont permis de constater, sauf une hyperesthésie généralisée à tous les téguments externes, aucun trouble de la sensibilité générale ou spéciale, soit du côté de la vue, de l'odorat, de l'ouïe ou du goût.

Le réflexe pharyngien est aboli. Mais il existe, et c'est sur quoi nous voulons insister, une paralysie faciale droite inférieure. Il n'y a aucun spasme des muscles du côté opposé. La paralysie très manifeste, quand la physionomie est au repos, s'accentue encore quand la malade rit; elle entraîne les troubles connus et liés à la paralysie de la branche inférieure de la septième paire : la mastication se fait plus difficilement à droite qu'à gauche, une bougie est difficilement éteinte ; dans l'action de siffler l'orifice buccal est déplacé et dévié à droite. Le voile du palais ne semble pas dévié. Pas de troubles manifestes de l'articulation. Pas d'aphasie. L'orbiculaire est indemne, l'occlusion de la paupière à droite, complète ; il n'y a pas de larmoiement.

Quand la malade tire la langue, et la laisse hors de la bouche, on voit manifestement que cet organe est dévié et porté à droite.

La partie droite en est moins volumineuse que la gauche ; le sillon médian décrit une courbe à concavité droite. La résistance à la pression exercée sur la langue au moyen du glosso-dynamomètre, suivant la méthode des pesées du Dr Féré, donne les chiffres suivants : résistance à la pression latérale gauche nulle ou presque nulle, 0 à 100, l'organe se laisse immédiatement déplacer et porter à droite.

Les troubles paralytiques semblent exclusivement limités au côté droit.

Il ne semble pas exister d'hémiplégie : l'examen de la force par le dynamomètre donne les résultats de 13 kilogrammes 5 à droite, et de 12 à gauche, ce qui est à peu de chose près la force d'un enfant de son âge, 15 et 13 (température 38°). Le même état des forces et de la sensibilité persiste jusqu'au 9 février ; la malade mange, mais d'une façon inégale.

La céphalalgie persiste toujours à gauche, vive surtout le soir, empêchant la malade de trouver facilement le sommeil.

20 février au soir. — La température qui était revenue à la normale monte brusquement à 39°, 6, la peau est chaude, le pouls à 120, 124. Douleurs dans les masses musculaires des membres inférieurs. Céphalalgie plus vive le soir qu'elle n'a jamais été nettement limitée au côté gauche du front. Inégalité pupillaire, la gauche est manifestement plus petite. Force dyna-

momélrique à droite et à gauche, 11 k. La malade ne s'était pas levée dans la journée.

Le lendemain, 21 février, apyrexie complète. La malade a dormi depuis une heure de la nuit. Le matin, les pupilles sont égales, la céphalalgie presque nulle.

28 février. — Mange avec plus d'appétit, dort mieux, bien que le mal de tête persiste. Hyperesthésie ovarienne toujours excessive. La paralysie faciale a les mêmes caractères, la langue est toujours déviée. Force dynamométrique 12 1/2 à droite et 12 à gauche.

L'examen au glossodynamomètre donne les mêmes résultats, la vulvite semble être totalement guérie.

25 février. — Pas de changement dans l'état de la malade.

4 mars. Exalgine, 0,25 centigrammes. Depuis cette époque la malade a toujours été en s'améliorant. La céphalalgie a diminué progressivement, ainsi que l'ovaralgie, l'appétit s'est régularisé, le sommeil retrouvé.

Le 12 mars. — La jeune malade sort sur la demande de sa mère, très améliorée. La céphalalgie a complètement disparu, ainsi que l'hyperesthésie ovarienne, les pupilles sont égales, l'anesthésie pharyngienne persiste. La paralysie faciale existe toujours à droite, mais beaucoup moins manifeste. L'examen dynamométrique nous a donné pour la force musculaire des membres, les chiffres de 13 et demi à droite et de 12 à gauche, pour la force de résistance de la langue, ceux de 400-450, 450-300, 150 et 200.

OBSERVATION X (personnelle).

Paralysie faciale complète d'origine hystérique ? Alcoolisme ; absence de troubles sensitivo-sensoriels.

Boud..., 37 ans, gantier, entre le 18 avril 1891 dans le service de M. Chauffard, à l'hôpital Broussais.

Antécédents héréditaires. — Son père est mort à soixante-treize ans d'une affection cardiaque. Sa mère est atteinte d'aliénation mentale.

Antécédents personnels. — Dans son enfance il a eu des ganglions, mais qui n'ont pas suppuré.

Pas de syphilis.

Il porte deux hernies inguinales.

C'est un intoxiqué. Il a été marchand de vin pendant un an ; il y a deux ans qu'il a quitté ce métier.

Il buvait alors cinq litres de vin et une dizaine de petits verres par jour.

Depuis qu'il n'est plus dans le commerce il boit environ trois litres de vin dans sa journée.

Autrefois le malade était sujet aux migraines et avait des vomissements bilieux.

Il a encore des pituites le matin.

Il y a douze ans il a eu la fièvre typhoïde. Elle a duré dix mois. La migraine a cessé à la suite de cette maladie.

Caractère irascible, accès de joie et de tristesse. Il y a 10 ans, attaque de nerfs à la suite d'un accès de colère : il a éprouvé des sensations d'étouffement, mais il n'a pas perdu complètement connaissance.

Deuxième attaque il y a cinq ans, toujours à la suite d'une colère.

Depuis deux ans, il a eu des ennuis au sujet de pertes d'argent.

Il y a trois jours, en se levant, il s'aperçoit que sa jambe droite fléchit, il manque de tomber ; le bras droit est comme mort.

Etat actuel. — La motilité est complètement abolie au membre supérieur droit, tandis qu'il n'existe que de la parésie au membre inférieur du même côté.

La face est atteinte d'une parésie complète du côté droit. A l'état de repos le sillon naso-labial est moins apparent à droite. La commissure gauche est plus haute.

Quand on commande au malade de serrer les dents et d'écarter en même temps les lèvres l'une de l'autre, les moitiés gauches des lèvres s'éloignent davantage qu'à droite, et l'orifice qu'elles circonscrivent est plus large.

Quand le malade parle, les muscles jouent mieux à gauche qu'à droite.

Quand il rit, la commissure gauche est portée en haut et en arrière et le sillon naso-labial apparaît plus accentué.

Quand il fait des mouvements d'écartement des commissures dans le plan horizontal la commissure gauche s'écarte davantage. Quand il relève les ailes du nez, il se forme deux plis sur la face latérale gauche du nez ; à droite ils sont à peine perceptibles.

La langue est déviée légèrement du côté paralysé. La luette est normale. Le malade ne peut fermer isolément que l'œil gauche. Quand il souffle, la joue se gonfle mieux à droite et l'air sort avec plus de facilité de ce même côté. L'œil droit est plus ouvert que le gauche, la paupière inférieure semble un peu renversée.

Le sourcil droit paraît plus élevé que celui de gauche, et la paupière supérieure à droite est plus large. Il n'existe aucune secousse musculaire. La migration des aliments à travers la bouche est un peu gênée à droite.

Au membre inférieur, les extenseurs de la cuisse ont conservé leur force, les fléchisseurs, au contraire, l'ont perdue. Il en est de même pour les fléchisseurs et les extenseurs de la jambe.

La sensibilité est conservée des deux côtés (tact, douleur, température).

Les réflexes sont un peu exagérés, surtout du côté droit.

Il n'y a pas de rétrécissement du champ visuel.

Il n'existe pas de troubles des sens (ouïe, goût, odorat). La paralysie n'éveille aucune douleur à la face.

21 avril. — Le malade va mieux. Par les incitations suggestives on arrive à lui faire lever le bras droit à la hauteur de l'œil.

22. — Le malade marche difficilement. Il lève mal la pointe du pied en marchant, et butte si on le pousse à marcher vite. Il lève le bras droit à la hauteur du front.

Au dynamomètre, main gauche   31
          —   —   droite   2

On électrise les membres malades. Amélioration.

23. — On électrise de nouveau les membres malades. .

30. — On constate un peu de trépidation spinale. Les membres vont bien.

Il existe toujours de l'hémiparésie faciale.

1er juin. — Amélioration. Néanmoins la face conserve un certain degré de parésie et les muscles du côté sain jouent mieux que ceux du côté opposé. Il n'existe plus de déviation appréciable de la langue.

Ce cas est très complexe. On peut, en effet, se demander si l'on est en présence ou d'une paralysie hystérique ou d'une paralysie organique.

Le diagnostic entre ces deux formes d'hémiplégie est difficile, et cela d'autant plus qu'elles peuvent coïncider toutes les deux avec une hémiplégie faciale. En outre, les manifestations qui les accompagnent sont souvent identiques.

Néanmoins nous pensons que cette observation se rapporte à l'hystérie et nous allons essayer de donner quelques arguments à l'appui de cette hypothèse.

Le malade a été intoxiqué par les boissons ; il a eu des attaques de nerfs qui ont été probablement provoquées par l'alcoolisme. Sa paralysie est survenue sans cause bien appréciable, sans ictus : le matin, en se levant, il est étonné de se voir impotent des membres du côté droit. Il présente, il est vrai, un petit nombre de stigmates hystériques (sensation de boule, attaques de nerfs, caractère irritable), mais l'on ne constate pas de troubles de la sensibilité sensitivo-sensorielle. Ce dernier fait n'est pas en faveur de l'hystérie, et nous savons aussi, d'après les quelques cas de paralysie faciale que l'on a observés au cours de cette névrose, qu'il existe toujours une superposition de l'anesthésie et de l'amyosthénie ; cependant la littérature médicale compte quelques exemples d'hémiplégies motrices sans hémi-anesthésie (observations de Briquet, d'Archambault).

Quoi qu'il en soit, la marche du malade plaide en faveur d'une paralysie hystérique. En effet, Boud... traîne la jambe, celle-ci ne décrit pas un demi-cercle, comme cela se remarque chez le paralytique vrai ; il lui est difficile de détacher du sol la pointe du pied. D'un autre côté, par la suggestion, on est parvenu à lui faire lever à la hauteur de l'œil le bras paralysé qu'il pouvait à peine soulever.

Cependant il existe un point intéressant qui ne laisse

pas de créer quelques doutes à l'égard de l'origine hystérique de cette paralysie, c'est la parésie de l'orbiculaire des paupières. Ce fait est en désaccord avec ce que l'on a pu observer dans les cas de paralysie faciale hystérique, dans laquelle on a toujours constaté l'intégrité du facial supérieur.

Et cette paralysie semblerait rentrer dans le cadre de la paralysie hérédo-nerveuse de Neumann. Comment expliquer alors la coïncidence simultanée des troubles parétiques de la face et des membres?

Mais pourquoi ne rencontrerait-on pas dans l'hystérie la paralysie du facial supérieur? Comment se fait-il que la paralysie hystérique reste toujours cantonnée au domaine du facial inférieur? Il n'existe aucune raison anatomique ou physiologique pour expliquer cette exclusion.

Nous ne pouvons pas affirmer catégoriquement que notre observation reproduise un cas indéniable de paralysie hystérique complète du facial, mais nous pensons qu'on ne doit pas nier son existence parce qu'on ne l'a jamais constatée, au moins d'une manière évidente. Nous ferons remarquer que la parésie de l'orbiculaire des paupières est plus difficile à apprécier que la parésie des muscles de la joue, et qu'il est très possible que cette parésie échappe à nos moyens d'exploration qui ne sont pas toujours convenables.

OBSERVATION XI (personnelle).

Paralysie faciale droite. Hémispasme glosso-labié gauche.
Absence d'anesthésie.

Dev..., âgée de 39 ans, entre à l'hôpital saint-Antoine, dans le service de M. Merklen, le 10 avril 1891.

Dans ses antécédents héréditaires on ne trouve pas de trace d'alcoolisme ni de névropathie.

La malade a toujours été très nerveuse : un rien la contrariait, la surexcitait. Elle apprenait très facilement et eut même son brevet d'institutrice.

Réglée à quinze ans, ses menstrues étaient régulières.

Vers l'âge de dix-sept ans, à la suite d'une croissance rapide, elle aurait été chlorotique.

A dix-huit ans elle eut des attaques de nerfs.

La malade raconte qu'elle devenait pâle, qu'elle sentait des fourmillements dans les membres, et que subitem ent elle perdait connaissance.

Pendant son attaque, elle ne faisait aucun mouvement, elle était inerte, mais elle serrait fortement les mâchoires, se mordait quelquefois la langue. Elle n'avait pas d'écume à la bouche. Ces attaques se renouvelaient plusieurs fois par semaine.

Elle se marie à l'âge de vingt-sept ans. Elle n'est pas heureuse en ménage. Son mari aime le cabaret et rentre souvent ivre à la maison. Elle lui fait de fréquentes observations à ce sujet.

A la suite d'une scène violente, la malade passe la nuit sans sommeil, accablée d'ennui ; le matin en descendant l'escalier elle tombe sans connaissance. Au bout de cinq heures environ, elle revient à elle, mais elle est paralysée de tout le côté droit et complètement aphasique. Le même côté est aussi anesthésié. La face est énormément déviée à gauche, elle est le siège de mouvements spasmodiques. La langue est très épaisse, remplissant pour ainsi dire la cavité buccale, et fortement déviée à gauche ; la malade ne peut la mouvoir. Elle est obligée de s'alimenter avec du bouillon et du lait. Elle ne peut prononcer qu'une seule syllabe : hum. Quand elle essaie de marcher elle ne fauche pas, elle traîne la jambe d'une seule pièce et il lui est difficile de détacher du sol la pointe du pied.

Au moment de son accident, la malade se trouvait enceinte de cinq mois de son deuxième enfant. Elle n'aurait pas eu de déviation conjuguée de la tête et des yeux, ni de troubles du coté du rectum et de la vessie.

Elle resta six mois aphasique. Elle recouvrit l'usage de la parole dans les circonstances que nous allons signaler.

Un jour son mari était auprès d'elle et chantait pour la distraire. La malade eut l'idée de l'accompagner et subitement elle répéta la chanson d'une manière très intelligible.

A partir de ce jour, sa langue diminua progressivement de volume et les sons furent de mieux en mieux articulés.

Le bras se contractura par la suite. Il est « plus raide » en ce moment, comme le prétend la malade. La paralysie de la jambe, au contraire, n'a fait que diminuer. Aujourd'hui elle se sert assez bien de ce membre.

Depuis sa paralysie, la malade n'a pas eu de nouvelles attaques.

État actuel. — La malade accuse au niveau du front des douleurs névralgiques dont elle souffre depuis l'âge de 13 ans. Elle n'a jamais eu la migraine, ni envies de vomir, ni constipation. Elle a un mauvais sommeil non parce qu'elle souffre de la tête, mais « parce qu'elle est agitée et parce qu'elle a des douleurs dans les membres. »

On constate une légère hyperesthésie du côté gauche du corps. A droite la sensibilité est normale. Le tact est conservé. Il n'existe pas de zônes hystérogènes. Tous les organes des sens sont intacts. L'acuité visuelle a diminué depuis cinq ans, mais on ne constate ni hémiopsie, ni dyschromatopsie, ni rétrécissement du champ visuel, etc.

La malade est d'un caractère bizarre, irritable. Elle pleure et rit sans motif. Sa mémoire s'est énormément affaiblie.

Au repos, la face est à peine déviée à gauche.

Le sillon naso-labial est un peu plus accentué à gauche ; la commissure du même côté est légèrement élevée. La partie de la face à gauche, comprise entre le menton et la commissure labiale, paraît être plus en relief. Le sourcil gauche est abaissé, la paupière recouvre le globe oculaire dans une plus grande étendue, ce qui fait que l'œil semble plus petit.

Quand on commande à la malade d'ouvrir la bouche, son orifice est moins large à droite et la commissure labiale est plus élevée du côté opposé.

Quand on lui ordonne d'exécuter des mouvements d'abaissement de la lèvre inférieure, la moitié gauche s'abaisse davantage. Il en est de même dans le mouvement d'élévation de la lèvre supérieure.

Quand elle souffle, la joue droite se gonfle mieux et l'air s'échappe du même côté.

Quand elle rit, la commissure est attirée en haut et en dehors à gauche ; elle est entourée de trois plis concentriques énormes.

Le sifflement est impossible. Les mouvements de latéralité dans le plan horizontal ne se font qu'à gauche.

Quand elle relève la lèvre supérieure et l'aile du nez, on constate un pli profond situé au milieu du nez, à gauche, tandis que du côté opposé il n'existe que des plis à peine visibles.

La narine droite est abaissée.

Lorsque la malade parle, les muscles se contractent bien à gauche seulement.

Si elle relève le sourcil gauche, les plis du front paraissent plus accusés et plus élevés qu'à droite. La malade ressent de petits mouvements musculaires à ce niveau. A l'expiration, l'aile gauche du nez n'est pas soulevée.

La migration des aliments est un peu gênée à droite. La malade mange plus facilement du côté opposé.

Lorsque la malade ouvre la bouche, on observe des petits mouvements rythmiques, intermittents, qui se font au niveau de la lèvre supérieure. La langue, légèrement déviée à droite, a conservé tous ses mouvements, mais ils paraissent mieux se faire du même côté. Le réflexe pharyngien semble un peu diminué; les réflexes profonds du genou sont exagérés.

La malade est hémiplégique à droite. Le membre supérieur est contracturé; le membre inférieur est parésié. Quand elle marche elle détache difficilement du sol la pointe du pied, elle ne fauche pas comme le paralytique vrai.

La sensibilité n'est pas atteinte, excepté du côté gauche, où il existe de l'hyperesthésie, par comparaison avec le côté opposé. Cette hyperesthésie est surtout bien évidente à la face. La cornée de l'œil paraît moins sensible que celle de l'œil droit.

L'examen électrique de la contractilité des muscles montre que l'excitabilité faradique est parfaitement conservée. La résistance électrique du thorax n'est pas égale des deux côtés : à gauche, elle est de 18.750, tandis qu'à droite elle atteint le chiffre de 30.000.

A la face, il n'existe aucune différence.

La malade est beaucoup plus sensible à l'électricité dans la moitié gauche de la face.

L'examen ophthalmoscopique ne décèle aucune lésion de l'œil. Au périmètre, on constate que le rouge et le bleu sont aperçus au delà du noir, du côté externe de l'œil seulement, de telle sorte que la projection de leurs rayons par rapport à la rétine serait figurée par des lignes circulaires qui se coupent deux à deux extérieurement.

La malade présente une particularité très intéressante, sur laquelle M. Ballet a appelé notre attention, et qui n'a pas que nous sachions été signalée par les auteurs. Outre l'atrophie excessive du membre supérieur, on constate chez la malade une atrophie osseuse portant sur la totalité du pouce droit.

Ce fait démontrerait que l'atrophie, dans l'hystérie, peut intéresser aussi bien les muscles que les os.

Dans cette observation on constate l'association de deux faits pathologiques : la parésie et l'hémispasme de la face. Nous allons démontrer tout d'abord qu'il s'agit bien dans ce cas d'une hémiplégie hystérique. A première vue on peut se méprendre et croire à une hémiplégie d'origine cérébrale.

L'erreur est facile à commettre. On trouve en effet, l'apoplexie du début, l'aphasie, l'hémiplégie des membres, l'absence de troubles sensitivo-sensoriels... Cependant il existe quelques caractères qui militent en faveur de l'hystérie. Ce sont d'abord les antécédents héréditaires et personnels de la malade. Cette dernière est une névropathe avérée; dès sa jeunesse elle s'est montrée nerveuse, irritable, elle a eu des attaques de nerfs fréquentes, suivies parfois de perte de connaissance. Il est vrai qu'on peut avoir le droit de porter un tubercule cérébral tout en étant hystérique, mais cette association est bien rare.

Nous n'avons rien trouvé dans les antécédents héréditaires de la malade, qui puisse faire supposer un ramollissement du cerveau.

La marche de la maladie nous fournit d'autres caractères différentiels. Nous n'insisterons pas sur le début apoplectique qui peut se rencontrer aussi bien dans l'hémiplégie hystérique que dans les lésions cérébrales (Debove).

Nous ferons observer que notre malade au moment de son apoplexie était jeune, bien portante et non d'un tempérament sanguin, et nous savons que les lésions cérébrales sont le fait d'un âge assez avancé, tandis que l'hystérie choisit l'âge adulte.

L'aphasie, qui a persisté pendant cinq mois chez cette malade, n'a pas disparu progressivement comme cela se voit dans l'hémiplégie organique, mais subitement, sans passer par des phases intermédiaires d'amélioration. Et d'ailleurs, n'est-il pas permis de supposer dans ce cas qu'il s'agit plutôt d'une difficulté mécanique de la parole que d'une aphasie véritable ?

En outre, il existe un fait capital qui fait rejeter l'idée d'hémiplégie organique, c'est la présence de l'hémispasme glosso-labié qui est apparu dès le début de l'apoplexie.

La malade, qui ne présentait en ce moment aucun trouble intellectuel, nous apprend, en effet, que sa langue était plus épaisse d'un côté et qu'elle était excessivement déviée à gauche : elle ne pouvait la mouvoir. Elle s'est aperçue aussi que la moitié gauche de sa face était le siège de mouvements spasmodiques, tels qu'on les observe aujourd'hui.

L'hémispasme semble antérieur à l'hémiplégie faciale. Il existe une parésie de tous les muscles innervés par le facial inférieur du côté droit. Ce qui est intéressant dans

l'espèce, c'est l'absence d'anesthésie du côté paralysé ; il
n'y a pas superposition de ces deux phénomènes comme
on le constate toujours. L'amyosthénie faciale paraît avoir
déplacé l'hémi-anesthésie qui était apparue en même
temps que l'hémiplégie. Du côté contracturé on constate
un léger ptosis qui se caractérise par un abaissement du
sourcil, tandis que dans le spasme paralytique, ainsi que
l'a fait observer M. Charcot, il se produit un phénomène
inverse, c'est-à-dire une élévation du sourcil du côté
paralysé.

VI

Le début de la paralysie est variable. Tantôt elle apparaît brusquement, sous l'influence d'un choc traumatique, de chagrins ou d'émotions vives ; tantôt elle s'installe sournoisement, sans cause bien manifeste, à la suite d'attaques répétées ou d'impressions psychiques.

Elle siège indifféremment à droite ou à gauche. On l'a rencontrée parfois bilatérale, mais c'est l'exception surtout pour les paralysies nettement accusées.

Elle se montre également chez l'homme et chez la femme mais les malades qui en sont atteints présentent toujours une prédisposition héréditaire nerveuse.

Elle peut exister isolée ou associée à une hémiplégie ou à une monoplégie.

L'hémiplégie peut être double (Observation II, parésie bilatérale des membres), et la monoplégie est parfois accompagnée d'une seconde monoplégie du membre opposé. Ces troubles sont ordinairement légers.

La paralysie faciale peut coïncider avec des troubles moteurs de l'œil, ainsi que l'a déjà fait remarquer M. Ballet en 1888, dans une communication faite à la Société médicale.

Elle accompagne souvent d'une manière accessoire l'hémispasme glosso-labié, celui-ci occupant un côté de la face et la paralysie le côté opposé.

La paralysie faciale hystérique détermine des troubles
dans le domaine de la face. Il existe en outre des phénomènes concomitants qui intéressent la motilité des membres et la sensibilité sensitivo-sensorielle.

Nous allons étudier tout d'abord les troubles de la face.
Ce sont les plus importants. Ils ont trait à la motilité et
à la sensibilité.

1° *Examen de la face.*

A. — Troubles moteurs de la face.

Les troubles moteurs de la face sont variables dans
leur intensité et leur localisation. Ils peuvent, en effet,
se montrer nettement accusés ou très légers ; en outre,
ils peuvent occuper ou une partie ou la totalité des muscles innervés par le facial inférieur. Considérées à ce
dernier point de vue, les paralysies faciales hystériques
peuvent être rangées en deux catégories, c'est-à-dire en
paralysies complètes et en paralysies dissociées.

A. — *Paralysie complète du facial inférieur.* — Nous
choisirons comme type de notre description un cas net
de paralysie.

Au repos, l'asymétrie de la face est modérément accentuée. Du côté paralysé, la joue paraît quelque peu
lisse, les reliefs musculaires sont moins apparents ; la
commissure est abaissée, tandis qu'elle est légèrement
attirée en haut et en dehors du côté sain ; l'aile du nez
est tombante et le sillon-naso-labial moins accentué.

L'interstice formé par les lèvres n'est pas rectiligne,
mais un peu oblique.

L'orbiculaire des paupières et le muscle de Horner
sont intacts.

La paralysie apparaît plus manifeste pendant les mouvements physiologiques.

Quand on fait ouvrir la bouche au malade on observe
que son ouverture est moins large du côté paralysé. En
même temps on constate que le sillon naso-labial est
plus accusé du côté sain.

Si l'on fait souffler le malade, la joue, affaissée par la
paralysie du buccinateur, cède passivement à la colonne
d'air au moment de l'expiration ; elle se gonfle davantage et l'air s'échappe du côté paralysé. Le sifflement
est difficile, la prononciation des labiales est imparfaite
et la parole est plus confuse et moins distincte (orbiculaire des lèvres).

Si l'on vient à faire rire le malade, la commissure du
côté sain est attirée en haut et en dehors ; celle du côté
paralysé est plus basse.

La langue est déviée très légèrement du côté paralysé,
rarement du côté sain. Elle conserve tous ses mouvements.

Quand on fait parler le malade, le côté paralysé est
immobile et a perdu toute faculté d'expression mimique.
Les mouvements de latéralité de la commissure dans le
plan horizontal se font mal, ils sont plus étendus du côté
sain (Risarius de Santorini). Il en est de même du mouvement d'élévation de la lèvre supérieure (petit zygomatique
et élévateurs de la lèvre supérieure et de l'aile du nez).
Le même fait se produit dans l'abaissement de la lèvre
inférieure (triangulaire, carré du menton).

La progression des aliments à travers la cavité buccale
est défectueuse. Ordinairement le malade est obligé de
soulever avec le doigt les parcelles alimentaires qui des-
cendent dans la gouttière gingivale du côté paralysé.

Ces symptômes ne se montrent pas toujours aussi accusés dans tous les cas. Il ne s'agit alors que de simples
parésies qui n'entraînent qu'une déviation peu appréciable et que des troubles fonctionnels peu marqués.
Ainsi tout peut se borner à un simple abaissement de la
commissure et à un léger effacement du sillon naso-labial.
Néanmoins si l'on engage le malade à faire agir ses
muscles, on remarque qu'ils jouent moins bien du côté
paralysé. Il existe une paresse musculaire, une diminution de la volonté sur le muscle. Il n'est pas toujours facile d'apprécier cette altération de la motilité, et nous
croyons que certaines parésies peuvent rester méconnues,
à cause de leur peu de bruit symptomatique et de l'im-
perfection de nos moyens d'investigation.

La parésie peut être bilatérale. Les muscles jouent plus
ou moins bien dans chaque moitié de la face ; l'inertie
musculaire est ordinairement plus accusée d'un côté, et
le malade, dans ce cas, présente un air d'hébétude.

B. — *Paralysie dissociée.* — La paralysie dissociée du
facial est intéressante. Cette distribution segmentaire de
l'amyosthénie la sépare nettement de toutes les autres
paralysies, et lui donne une physionomie à part, qui varie suivant le nom et le nombre des muscles paralysés.

L'asymétrie faciale n'est pas totale ; il n'existe qu'une
translation partielle d'une moitié de la face, les muscles

sains attirant à eux leurs congénères malades du côté opposé. Cette asymétrie paraît bizarre, irrégulière.

Au repos, la face ne présente pas une surface uniformément lisse et unie : là où les muscles sont intacts elle conserve ses rides et ses reliefs normaux.

La paralysie dissociée ne se montre pas avec des caractères aussi nets que l'hémiplégie faciale d'origine organique ; elle est moins franche, plus déguisée, à tel point que les malades ne s'aperçoivent pas de leur état.

Peu apparente tant que la face est au repos, la paralysie faciale dissociée se révèle d'une manière plus évidente lorsqu'on provoque des mouvements volontaires.

Elle ne comporte pas une description uniforme, vu sa variabilité symptomatique. Dans certains cas, on constate que la commissure du côté paralysé est attirée en haut et en dehors, principalement dans le rire ; le mouvement d'élévation de la moitié de la lèvre supérieure ne se fait pas bien ; la joue se gonfle davantage, et dans l'acte de souffler l'issue de l'air a lieu de ce même côté ; enfin le cheminement des aliments s'opère d'une manière imparfaite, et quand le malade ouvre la bouche son orifice est moins large du côté paralysé (Obs. III). La déviation de la face est peu accusée. A part ces quelques troubles physiologisques, tous les autres mouvements s'accomplissent normalement.

Dans d'autres cas, les phénomènes paralytiques sont plus prononcés ou plus étendus, et la paralysie n'offre plus la même physionomie clinique.

Chez un de nos malades (Obs. II), dont la paralysie s'étend à un plus grand nombre de muscles, on ob-

serve aussi un plus grand nombre de caractères amyosthé-
niques, et leur association détermine un aspect du masque
facial et des troubles fonctionnels différents de ceux que
nous venons de constater.

Nous ferons remarquer que chez ce même malade il est
difficile à première vue de localiser la paralysie ; on constate, il est vrai, une certaine asymétrie de la face, mais
cette asymétrie affecte une forme si peu commune, qu'il
est nécessaire, pour s'orienter, de commander des mouvements volontaires. La bouche est très légèrement déviée
vers la droite, les lèvres ne sont pas rectilignes et d'égale
épaisseur. Quand le malade ouvre la bouche, son orifice
est plus large à gauche, du côté paralysé. Ce fait donnerait à croire que la paralysie siège à droite. Il n'en est
rien, et si l'orifice formé par l'écartement des lèvres est
plus large du côté paralysé, c'est que la moitié gauche de
la lèvre inférieure (l'orbiculaire labial étant paralysé) est
attirée en bas par les muscles du menton qui sont intacts.
Il est facile de constater l'altération motrice de l'orbiculaire, du grand et du petit zigomatique et des élévateurs
de la lèvre et de l'aile du nez du côté gauche ; quant aux
autres muscles leur fonctionnement paraît normal.

A l'aide du dynamomètre de M. Féré, nous avons constaté une diminution de l'énergie des mouvements latéraux
de la langue, du côté opposé à sa déviation.

C'est par l'exploration minutieuse de chaque muscle
isolé que l'on parviendra à délimiter cette variété de paralysie faciale.

Elle est variable dans son étendue et dans son intensité. Elle semble se localiser non à des muscles isolés

séparés, mais à un groupe de muscles adjacents et voisins. Elle ne paraît pas uniformément répartie : certains muscles sont plus ou moins atteints, ou guérissent plus ou moins vite.

Cette paralysie est la seule variété de paralysie hystérique de la face que nous ayons constatée d'une manière indéniable. Il est impossible d'élever le moindre doute sur son existence.

La paralysie complète du facial inférieur d'origine hystérique ressemble à la paralysie faciale capsulaire.

Elles ont toutes les deux une même localisation, le facial inférieur.

On pourrait encore rapprocher de la paralysie faciale hystérique celle qui survient à la suite de quelques maladies infectieuses (grippe, fièvre typhoïde, etc.), et dans laquelle on croit observer parfois l'intégrité du facial supérieur, tandis que le facial inférieur n'est que parésié et ne détermine à la face que de légers troubles d'amyosthénie.

La paralysie dissociée présente une certaine analogie, par son mode de localisation avec la paralysie des nerfs moteurs oculaires communs d'origine hystérique. M. Debove a produit, en effet, un cas de paralysie des moteurs oculaires communs, et il a constaté qu'elle était incomplète, dissociée.

B. — Troubles sensitifs.

Les troubles sensitifs de la face sont constants. De même que dans l'hémispasme, les troubles sensitifs sont superposés aux troubles moteurs. La distribution de l'anesthésie à la face est intéressante. Elle se localise parfois (Obs. III) dans cette portion du domaine du facial inférieur que l'on peut appeler la joue, elle contourne le menton et s'étend à l'intérieur sur la moitié correspondante de la muqueuse de la cavité buccale. Dans le cas rapporté par M. Boinet (Obs. IV), l'anesthésie englobe toute la face, mais la diminution de la sensibilité est plus accusée au niveau de la joue.

Chez R... (Obs. II) la distribution de l'anesthésie est bien plus curieuse. Disons tout d'abord que cette anesthésie a été très prononcée autrefois. Elle est bilatérale, éminemment variable, mais elle reste plus accusée à gauche, surtout au niveau de la joue, comme le montre notre schéma. Cette anesthésie diminue ou augmente ; elle se déplace même. La sensibilité au froid disparaît par moment, tandis que la sensibilité à la chaleur a toujours persisté plus ou moins vive.

C'est au niveau des deux joues que la sensibilité à la douleur est le plus accusée ; elle est moins erratique. La sensibilité au front est moins altérée qu'au menton, mais parfois on constate l'inverse. L'anesthésie s'étend à l'intérieur sur la muqueuse de la cavité buccale. Elle est plus accentuée à la face qu'aux membres.

Les troubles sensitifs dans l'hystérie revêtent donc une forme particulière qu'on ne retrouve pas dans l'hémianesthésie organique. Ils sont limités par une ligne circulaire, ils s'étendent par plaques, ils sont erratiques et variables dans leur intensité. Ils suivent plutôt la fonction qui est dévolue à l'organe, qu'ils ne se superposent à son innervation.

La coïncidence de l'akinésie et de l'anesthésie est d'autant plus intéressante que cette double paralysie relève d'un trouble fonctionnel de deux nerfs différents et indépendants dans leur origine centrale.

La langue est généralement anesthésique du côté paralysé.

Le réflexe pharyngé est aboli ou diminué, mais cette altération est plus prononcée d'un côté que de l'autre.

2° *Examen des membres.*

A. — *Motilité.* — La paralysie faciale est ordinairement indépendante de toute hémiplégie des membres ; quand elle coïncide avec cette hémiplégie, il s'agit souvent d'une parésie très légère, beaucoup moins accusée que celle qu'on observe dans le cas de lésion organique du cerveau. Elle est aussi moins prononcée que l'hémiplégie faciale, avec laquelle elle correspond.

La monoplégie brachiale, quand la paralysie est bilatérale, peut s'accompagner d'une seconde monoplégie du membre inférieur du même côté ou du côté opposé. L'hémiplégie peut être bilatérale, mais elle est toujours plus prononcée d'un côté que de l'autre (Obs. II).

Les membres peuvent être le siège d'oscillations régulières (tremblement) qui apparaissent surtout pendant le mouvement.

Les réflexes sont variables : ils peuvent être diminués ou augmentés. Nous avons trouvé leur exagération bien manifeste du côté correspondant à l'hémiplégie faciale tandis que du côté opposé nous n'avons rien noté d'anormal, du moins au membre inférieur (Obs. II).

B. — *Sensibilité.* — Les troubles moteurs des membres sont généralement accompagnés d'une anesthésie plus ou moins accusée. Elle peut être très profonde, alors que l'hémiplégie motrice est légère. Quand il existe une hémiplégie, on constate que l'anesthésie est plus accentuée au membre supérieur qu'au membre inférieur. Elle suit ordinairement les variations de l'hémiplégie correspondante.

C. — *Troubles trophiques.* — Les membres peuvent être atteints d'atrophie, qui peut intéresser non seulement le tissu musculaire mais encore le tissu osseux (Obs. X).

On peut observer de l'érythème.

3° *Signes accessoires.*

Ces signes appartiennent à l'hystérie, mais leur coïncidence avec la paralysie faciale peut éclairer le diagnostic.

Vue. — Il existe un rétrécissement du champ visuel. Dans un cas (Obs. II), nous avons constaté sa diminution progressive et même sa disparition. L'acuité visuelle est moins vive; il existe de la diplopie monoculaire, de la micro-mégalopsie, de la dyschromatopsie et de l'asténopie.

Ouïe. — L'ouïe est parfois diminuée. Cette diminution ne correspond pas toujours au côté paralysé (Obs. II).

Les malades sont sujets aux bourdonnements d'oreilles.

Goût. — Le goût est ordinairement diminué, avec prédominance d'un seul côté.

Odorat. — Légèrement modifié.

Tact. — La sensibilité tactile peut être abolie ou conservée.

Intelligence. — Dans deux cas nous avons trouvé une diminution notable des facultés intellectuelles, surtout de l'attention et de la mémoire (Obs. II et XI).

Paralysie faciale hystérique complète. — Nous venons de voir que la paralysie faciale hystérique respecte le facial supérieur.

Mais en est-il toujours ainsi de l'intégrité du facial supérieur, ne pourrait-il pas être mis en doute dans certains cas ? Nous avons recueilli, dans le service de M. Chauffard, une observation qui semblerait accréditer cette manière de voir. Il s'agit d'un individu jeune, alcoolique et hystérique, qui se trouve à son réveil atteint d'une hémiplégie de la face et des membres. La paralysie faciale est nettement accusée surtout dans le domaine du facial inférieur.

Le diagnostic est ici difficile, et nous ne prétendons pas que ce soit là un cas avéré, bien démontré de paralysie hystérique. Cette observation nous a paru se rapporter plutôt à la paralysie hystérique qu'à la paralysie ordinaire ou organique, et c'est pourquoi nous avons cru devoir la publier.

VII

DIAGNOSTIC.

Le diagnostic de la paralysie faciale hystérique est d'une importance capitale, mais il présente de réelles difficultés. Nous avons vu, en effet, que dernièrement encore on tenait l'existence de cette paralysie comme problématique, en prétextant que les rares observations de ce genre produites par quelques auteurs appartenaient ou à l'hémispasme glosso-labié, ou à la paralysie dite *a frigore*, ou à la paralysie organique.

Nous ferons une étude comparée de tous ces symptômes et nous insisterons surtout sur les caractères qui peuvent les mettre en évidence et les différencier les uns des autres.

A. — Diagnostic de la paralysie faciale hystérique et de l'hémispasme golsso-labié.

L'hémispasme beaucoup plus fréquent que la paralysie faciale hystérique, simule une paralysie du côté opposé à son siège. Cependant il entraîne une déviation plus accentuée de la face, et tandis que dans la paralysie faciale les déviations sont provoquées par une action passive, c'est-à-dire la tonicité des muscles qui n'est plus compensée par celles des muscles antagonistes, dans l'hémispasme, au contraire, toutes ces déviations sont actives et dues à un état de contraction spasmodique des muscles malades. Cette contracture est accompagnée de secousses musculaires plus ou moins prononcées.

Dans l'acte de souffler, l'air s'échappe, dans l'hémispasme, du côté contracturé ; dans la paralysie l'issue s'opère du côté paralysé.

Quand on fait ouvrir la bouche au malade son orifice le plus large correspond au côté contracturé dans l'hémispasme, et au côté non paralysé dans la paralysie faciale. Cependant ce dernier fait n'est pas toujours vrai dans certaines paralysies dissociées, où l'orbiculaire des lèvres se trouve paralysé, tandis que les muscles releveurs ou abaisseurs sont intacts. Dans ce cas l'orifice de la bouche est plus large du côté intéressé.

Quand un malade atteint d'hémispasme contracte ses muscles faciaux, les rides sont beaucoup plus accusées du côté contracturé, mais la joue du côté sain conserve ses rides normales : sa peau est lisse mais non flasque. Dans la paralysie faciale le côté paralysé est flasque, dénué d'expression, les muscles se contractent d'une manière imparfaite, dessinant des reliefs moins apparents que ceux du côté sain.

Dans l'hémispasme, la langue paraît plus épaisse et moins large du côté contracturé. Elle est excessivement déviée du côté malade. Elle peut prendre toutes les positions les plus bizarres, former, par exemple, une courbe très accentuée dont la concavité regarde le côté contracturé ; sa projection en dehors est difficile.

Dans la paralysie, la langue est peu déviée, ses mouvements sont faciles et ses deux moitiés sont parfaitement symétriques.

L'hémispasme peut s'accompagner de blépharospasme caractérisé par du ptosis du côté contracturé, c'est-à-dire par un abaissement du sourcil.

L'hémiplégie motrice dans l'hémispasme est plus accentuée que l'hémiplégie motrice hystérique. Dans ce dernier cas il s'agit plutôt d'une simple parésie.

L'hémiplégie motrice et l'hémi-anesthésie se trouvent parfois situées du côté opposé à l'hémispasme, qui se trouve parfois superposé à de l'hyperesthésie.

La paralysie faciale hystérique est connue depuis trop peu de temps pour que l'on puisse décrire parfaitement sa durée et sa terminaison. Elle est souvent associée à l'hémispasme. Dans ce cas sa physionomie clinique est un peu altérée, cependant, en faisant contracter les muscles parésiés, on s'aperçoit assez facilement de leur impotence fonctionnelle.

En outre, quand le malade souffle, l'issue de l'air a lieu ordinairement du côté parésié. La migration imparfaite des aliments du côté opposé à l'hémispasme indiquera une paralysie du buccinateur.

La langue nous a paru moins déviée que dans le cas isolé d'hémispasme.

La paralysie faciale semble se montrer au cours de l'hémispasme, au stade de décroissance? Elle peut alors passer inaperçue dans les cas de parésie légère. Elle se montre transitoire, ainsi que nous l'avons constaté chez un malade de M. Proust.

B. — Diagnostic. — Paralysie faciale complète (périphérique et intra-temporale) et paralysie faciale hystérique.

Symptomatologie de la paralysie faciale complète. — Tous les muscles innervés par le facial sont paralysés. Toute expression est abolie du côté malade. Les muscles du côté sain attirant à eux le côté paralysé, il en résulte une déviation totale d'une moitié de la face.

Du côté paralysé on observe les signes suivants :

La commissure est abaissée.

L'aile du nez est déviée et déprimée à chaque inspiration.

Les rides sont effacées.

Les mouvements des lèvres sont abolis.

Les aliments s'accumulent entre la joue et l'arcade dentaire.

La prononciation des labiales est presque impossible.

L'œil est plus grandement ouvert; il existe de l'épiphora.

Quand le malade souffle il fume la pipe.

La langue ordinairement n'est pas déviée.

Le goût est quelquefois perverti.

L'ouïe est diminuée et quelquefois exaltée.

Perte de l'excitabilité faradique et galvanique des nerfs.

Retard de la sudation du côté sain sur le côté malade.

Étiologie. — On a invoqué comme causes de cette paralysie, le froid? le rhumatisme, la syphilis, les lésions du rocher.

Diagnostic. — La paralysie faciale hystérique ne présente jamais une déviation aussi accentuée que la paralysie faciale périphérique. L'orbiculaire des paupières et le muscle de Horner sont indemnes. Le malade ne fume pas la pipe.

L'excitabilité faradique et galvanique des nerfs est conservée, tandis qu'elle est altérée dans la paralysie périphérique.

Il n'y a pas de retard de la sudation du côté sain sur le côté malade. La paralysie hystérique, quand elle est dissociée, peut être facilement différenciée, par le seul fait de sa localisation.

Enfin nous trouverons dans l'étiologie des accidents paralytiques des points de repère très importants pour le diagnostic.

Cependant il ne faudrait pas croire que le diagnostic soit aussi simple qu'il le paraît à première vue. Il se rencontre dans la pratique des cas embarrassants.

Il est facile de se convaincre de la réalité de ce fait, si l'on songe qu'on peut se trouver en présence d'une paralysie faciale complète qui a évolué au cours de manifestations hystériques. A ce propos (1), nous rapporterons l'observation orale que nous a communiquée M. Ballet. Il s'agit d'une jeune dame qui, ayant eu froid en chemin de fer, fut frappée le lendemain de paralysie faciale complète à droite.

Cette dame, était manifestement hystérique : elle

1. Gabbett a produit une curieuse observation de ce genre. Il s'agit d'une jeune femme manifestement hystérique, qui fut atteinte d'hémiplégie faciale de cause intra-temporale, pouvant faire croire, par certains faits, à une origine hystérique.

présentait une hémi-anesthésie à gauche, plus accusée aux membres.

Sa paralysie céda rapidement au traitement électrique, mais elle récidiva par deux fois à un an d'intervalle environ.

Quelle est donc la nature de cette paralysie survenue chez une ancienne hystérique ? Doit-on considérer cette paralysie à début brusque, comme appartenant à la souche neuropathologique de Neumann, ou bien à l'hystérie ?

Nous penchons vers la première opinion et voici pourquoi : Le début de cette paralysie ne présente pas les allures cliniques que nous reconnaissons à la paralysie hystérique; la distribution de l'anesthésie n'est pas identique à celle qui se produit dans ce dernier cas, il n'y a pas superposition des troubles sensitifs et des troubles moteurs au niveau de la face.

En outre, la paralysie de Neumann, d'après ce que nous savons, se distingue de la paralysie faciale hystérique par sa localisation qui embrasse tout le facial, et par les phénomènes des réactions électriques (diminution de la contractilité, réaction de dégénérescence).

On ne peut, il est vrai, se montrer trop affirmatif à l'égard du diagnostic, car on ne connaît pas encore d'une manière suffisante les paralysies des hystériques pour pouvoir se prononcer dans des cas analogues.

Dans une de nos observations nous avons rapporté à l'hystérie un cas de paralysie intéressant tout le domaine du facial, et par conséquent, analogue comme localisation à la paralysie complète de la face, et surtout à la paralysie faciale hérédo-nerveuse.

C'est évidemment froisser l'idée qu'on se fait de la paralysie faciale hystérique, à laquelle on n'a dévolu qu'une partie du territoire de la face.

Nous avons indiqué à ce sujet les raisons qui nous faisaient adopter cette manière de voir. Nous savons que les raisons que nous avons alléguées ne sont pas de nature à entraîner une entière conviction, mais elles sont du moins acceptables.

C. — Paralysie faciale centrale et corticale ; hémiplégie organique. Diagnostic avec paralysie faciale et hémiplégie hystérique.

A. — *Paralysie faciale centrale.* — Les lésions centrales du cerveau sont accompagnées de l'hémiplégie vulgaire. La paralysie faciale occupe le même côté que l'hémiplégie des membres. La face n'est lésée que dans sa partie inférieure, l'orbiculaire des paupières est presque toujours respecté ; la paralysie est rarement aussi prononcée que dans les cas d'origine périphérique, la contractilité faradique est intacte, et la réaction sudorale à la pilocarpine est égale des deux côtés.

La déviation de la face est bien apparente. La langue est égale dans ses deux moitiés, elle est projetée facilement hors de la bouche, et quand elle est déviée, la pointe est dirigée du côté paralysé (action du génio-glosse).

A la déviation de la langue s'ajoute celle de la luette. Les muscles sains attirent les muscles paralysés et la commissure des lèvres est portée en haut et en dehors du côté sain ; quand le malade souffle il fume la pipe. Le côté paralysé manque d'expression mimique.

B. — *Paralysie faciale corticale.* — Les lésions de l'écorce cérébrale peuvent déterminer une hémiplégie faciale fort analogue à l'hémiplégie faciale centrale. Le facial inférieur est seul intéressé, la contractilité musculaire est conservée, il existe de l'hémiplégie des membres du même côté, mais cette hémiplégie est moins étendue, moins complète.

L'hémiplégie faciale domine, et il s'y ajoute quelquefois de l'aphasie et même du mutisme.

La paralysie faciale organique s'accompagne de troubles moteurs des membres (monoplégie, hémiplégie). La température est généralement plus élevée du côté paralysé. L'hémiplégie de la face ou des membres peut présenter toutes les nuances, depuis l'akinésie absolue jusqu'à la simple parésie. Certains muscles échappent à la paralysie, ce sont les muscles symétriques, les muscles moteurs des yeux, etc.

L'hémi-anesthésie fait partie du cortège symptomatique de l'hémiplégie. On l'observe toutes les fois que le faisceau sensitif est altéré au niveau du carrefour.

Diagnostic. — La paralysie faciale hystérique, peut, à l'inverse de ce que l'on pensait naguère, coïncider avec une hémiplégie des membres. Ce fait vient compliquer le diagnostic si difficile de la paralysie faciale organique et de la paralysie faciale hystérique. Nous examinerons comparativement les troubles moteurs et sensitifs de la face et des membres que déterminent ces deux variétés d'amyosthénie.

A. — *Signes faciaux.* — Les symptômes de la face sont

dans certains cas absolument identiques. Il est souvent impossible de les différencier. Néanmoins dans les cas de paralysie faciale dissociée le diagnostic se fera d'après la localisation de l'amyosthénie qui n'entraînera que des troubles fonctionnels partiels.

L'anesthésie nous fournit de précieux renseignements. Elle n'affecte pas, en effet, la même distribution dans la paralysie faciale organique et dans la paralysie faciale hystérique. Dans cette dernière, elle se superpose à l'amyosthénie, elle se localise par plaques dont une centrale plus anesthésiée. Elle s'étend sur la muqueuse de la cavité buccale. Elle est en outre erratique et variable dans son intensité.

B. — *Troubles hémiplégiques des membres.* — Ils se divisent en troubles moteurs et sensitifs.

Localisation. — L'hémiplégie hystérique est, paraît-il, plus fréquente à gauche qu'à droite, alors que le contraire s'observe pour l'hémiplégie organique. La marche est un signe diagnostique beaucoup plus important. Chez les individus, en effet, atteints de lésion cérébrale en foyer, le membre inférieur paralysé ne peut plus être placé devant le membre inférieur sain qu'en décrivant un mouvement en demi-cercle ; dans la paralysie hystérique, au contraire, les malades, au lieu de faucher, traînent la jambe et ne peuvent détacher du sol la pointe du pied.

L'hémiplégie est plus légère dans l'hystérie, c'est une parésie.

Tremblement, hémichorée. — Ces désordres moteurs ne diffèrent en rien de ce que l'on peut observer dans l'hémiplégie organique.

Réflexes. — On ne peut établir aucune règle fixe à cet égard. Généralement augmentés dans l'hémiplégie organique ; plus ordinairement normaux ou diminués dans l'hystérie, ils peuvent néanmoins être exagérés (Obs. II et XI). Quant aux réflexes cutanés ils seraient exagérés dans l'hystérie, mais ce fait manque de preuves.

Hémi-anesthésie. — Dans l'hémiplégie organique elle est de tous points analogue à celle de l'hémiplégie hystérique. Cependant l'hémi-anesthésie d'origine organique peut disparaître graduellement à mesure que le foyer hémorrhagique cesse de comprimer le faisceau sensitif. L'hémi-anesthésie hystérique, au contraire, est tenace ; ordinairement elle disparaît subitement, et non progressivement.

C. — *Signes accessoires et généraux*. — Dans l'hémiplégie organique il peut exister des troubles de la vessie et du côté du rectum. Dans l'hystérie on ne rencontre pas d'escharres, mais on a observé quelquefois des troubles urinaires.

Dans l'hémiplégie organique, on ne constate pas de zônes hystérogènes d'anesthésie généralisée, d'attaques de nerfs.

L'hémiplégie organique semble moins toucher aux organes des sens ; le sens musculaire, la sensibilité articulaire, presque toujours abolis dans l'hystérie, sont atteints peu profondément dans l'hémiplégie organique. Cependant la perte du réflexe pharyngé, l'ambliopie, le rétrécissement du champ visuel existent parfois dans l'hémiplégie organique comme dans l'hystérie.

La suggestion, les aimants, sont susceptibles de diminuer la paralysie.

Dans l'hémiplégie organique, il y a une élévation de température du côté paralysé.

Dans le diagnostic de la paralysie faciale hystérique et de la paralysie d'origine organique, il peut se présenter deux cas : la paralysie faciale hystérique est indépendante d'une hémiplégie des membres, ou elle est accompagnée de cette hémiplégie.

Dans le premier exemple, il est plus facile d'établir le diagnostic.

Quoi qu'il en soit, dans l'un et l'autre cas, on doit se baser sur l'ensemble des symptômes, leur apparition, leur mode de distribution, etc.

L'âge, les antécédents héréditaires et personnels, les attaques de nerfs au cours de l'affection, et le tempérament du malade mettront sur la voie du diagnostic.

La superposition des troubles sensitifs aux troubles moteurs, le caractère erratique et segmentaire de l'anesthésie feront penser à l'hystérie.

Quant aux troubles moteurs nous ferons remarquer qu'ils sont moins accentués aux membres, dans l'hystérie, et que l'individu atteint d'hémiplégie organique ne marche pas comme l'hémiplégique hystérique.

La coïncidence de l'hémispasme facial avec la paralysie sera un bon signe de certitude de l'origine hystérique de cette dernière.

La constatation de certains stigmates de l'hystérie au cours de la paralysie seront très utiles au diagnostic (attaques de nerfs, aura, zônes hystérogènes, variabilité du caractère, etc.).

Decoux   7

VIII

MARCHE. — DURÉE. — TERMINAISON.

La marche de la paralysie faciale hystérique est variable. Elle est susceptible d'aggravation ou de rémission
momentanée. On peut dire que cette marche varie suivant que la paralysie se montre grave ou légère.

Dans la forme légère, la guérison s'opère en quelques
jours, en quelques semaines (Lombroso).

Dans la forme grave, la paralysie peut durer des années.

Alors elle peut conserver sa même intensité ou présenter des modifications plus ou moins transitoires.

La paralysie, associée à l'hémispasme, paraît moins tenace et plus variable.

Lorsqu'elle est accompagnée d'hémiparésie motrice des
membres, c'est l'hémiplégie faciale qui persiste le plus
longtemps. Il semble que dans ce cas l'hystérie se con-
centre en quelque sorte spécialement sur la face.

IX

PRONOSTIC.

M. Chantemesse, dans sa communication à la Société médicale, considère la paralysie faciale hystérique, comme un symptôme généralement bénin. Nous croyons que c'est plutôt là l'exception. La paralysie, en effet, est ordinairement longue, tenace. Les observations que nous avons recueillies, se rapportent pour la plupart à des cas de paralysies établies depuis plusieurs années. Il en est qui datent de trois ans, et même de sept ans. On a observé, il est vrai, quelques paralysies bénignes, fugaces, parfois à forme récidivante; mais, bien qu'il nous soit pour le moment difficile d'apprécier exactement la durée des accidents paralytiques, nous pensons que le pronostic doit être généralement réservé.

X

ÉTIOLOGIE. — PATHOGÉNIE.

L'étiologie est la même que celle de l'hystérie, la paralysie n'étant qu'un symptôme de cette névrose. L'hystérie est une diathèse, elle est préexistante et jamais symptomatique, mais elle se réveille sous l'influence de causes variées.

Disons tout d'abord qu'elle apparaît surtout à l'âge de la puberté et diminue de fréquence à l'époque de la ménopause, et qu'elle se manifeste beaucoup plus chez l'homme sous la forme d'hystérie « massive ».

Parmi les agents provocateurs de l'hystérie, il en est plusieurs qui se disputent la prééminence. L'alcoolisme, le schok traumatique et psychique viennent en première ligne. Ce qui est intéressant, surtout dans la production de l'hystérie masculine, c'est qu'il peut y avoir en quelque sorte cumul des agents provocateurs, ainsi que l'a montré M. Guinon. Dans l'observation II, on peut bien constater ce cumul, l'alcoolisme d'une part, et de l'autre, la misère et les peines morales ; dans l'observation III, l'alcoolisme et le schok traumatique sont en cause.

De quelle manière se développent ces paralysies ? Sont-elles d'ordre dynamique ou d'ordre organique ? Quelques-uns prétendent qu'elles sont psychiques, et la conséquence d'un trouble de l'imagination et de l'idée « dependent on idea ». Nous avons essayé plusieurs fois de produire des paralysies de la face par la suggestion. Nous n'avons obtenu que de la contracture du côté que nous voulions précisément paralyser.

D'autre part, on paraît soutenir que le symptôme nommé paralysie faciale hystérique relèverait tout simplement d'un trouble vasculaire siégeant au centre cortical de la septième paire.

« La paralysie faciale hystérique relèverait donc d'un trouble vasculaire siégeant au centre cortical de la septième paire. Les caractères des troubles vaso-moteurs, éminemment mobiles et passagers, rendraient compte de la fugacité le plus souvent très grande de ces paralysies, de leurs alternatives de décroit et d'augment, de leurs retours successifs ; de plus, le caractère toujours incomplet de ces paralysies est bien en rapport avec leur origine corticale. Cette raison hypothétique encore que nous donnons de ces paralysies, raison plausible néanmoins, puisqu'elle résulte de l'examen des faits, se rapproche, il est vrai, de l'explication que donnent certains auteurs de la migraine ophthalmique (Féré) et de certaines formes d'aphasie (Ball) ; mais cette coïncidence n'a rien de fâcheux. Dès lors, la paralysie faciale hystérique pourrait-elle faire partie à un moment donné du syndrome migraine ophthalmique? C'est ce que nous croyons en effet.

Nous avons trouvé dans un article du D* Féré (*loc. cit.*) une observation (obs. III) due au professeur Charcot, où un malade atteint de migraine ophthalmique avait en même temps de l'engourdissement des lèvres et de la langue, et de plus une aphasie réelle. Dans son livre sur les épilepsies le Dr Féré signale encore la coïncidence des troubles moteurs de la langue, de la face et des membres avec les accès de migraine ophthalmique. Peut-être la paralysie de la face et de la langue, serait-elle ici trouvée plus fréquente, si l'on veut se rappeler qu'il n'y a souvent qu'un faible degré de paralysie que seule peut mettre en évidence la pesée de l'énergie et la mesure des mouvements des muscles, comme l'exige le Dr Féré, dans tous les cas d'amyosthénie hystérique. (Féré. C. R. Soc. de biologie, séance 22 nov. 1890).

Rappelons de plus qu'un malade du Dr Chantemesse, qui était atteint, de paralysie faciale hystérique, présentait concomitamment un trouble vasculaire de la rétine, (spasme des artérioles). Ces faits ne tendraient-ils pas à faire accepter notre assertion.

La nature de la lésion étant déterminée, c'est au siége du trouble fonctionnel qu'il faut maintenant songer pour rendre compte de la nature et de la signification de la paralysie faciale dite hystérique. Atteignant d'abord le centre d'origine faciale, ce trouble, en s'étendant à plusieurs points voisins, donnerait lieu à d'autres symptômes paralytiques, parésie linguale, aphasie, monoplégie, etc..

Nous croyons donc pouvoir faire rentrer la paralysie faciale dite hystérique dans le cadre de la migraine ophthalmique, étendre sa signification, et ne pas la rattacher exclusivement à l'hystérie. Cette paralysie relève très probablement d'un trouble fonctionnel vasculaire siégeant au niveau des circonvolutions, pouvant comme la migraine ophthalmique survenir dans maintes circonstances, et se rencontrer non plus seulement chez les névropathes et les irritables, mais encore chez les convulsifs et les paralytiques généraux (1).

Sans nier même l'analogie symptomatique que l'on croit trouver entre ces deux faits, nous ferons remarquer qu'il est loin d'être prouvé que la paralysie faciale rentre dans le cadre de la migraine ophthalmique. Qui ressemble plus à la paralysie que l'hémispasme ? Et pourtant ce sont deux symptômes bien différents. En outre, la migraine ophthalmique ne s'observe pas seulement dans la paralysie générale, l'épilepsie, etc., M. Babinski a démontré qu'elle est tributaire parfois de l'hystérie. La localisation de sa lésion anatomique n'est pas déterminée ; sa nature est encore discutée.

Nous ne nous refusons pas à croire (ou du moins nous ne pouvons affirmer le contraire) que, chez les hystériques, de même que chez les dégénérés, il existe des paralysies de la face qui soient justement liées à des troubles corticaux. C'est possible.

L'opinion émise par MM. Descroizilles et Du Pasquier est une hypothèse séduisante, qui explique l'instabilité, la fugacité de certaines parésies transitoires hystériques, ainsi que certains troubles moteurs de la langue. Cette hypothèse est grosse de conséquences : si elle est vraie dans tous les cas, c'est la ruine de l'hystérie en tant que névrose.

D'ailleurs la pathogénie nous importe peu, ce que nous avons voulu démontrer avant tout c'est l'existence indéniable de quelques faits dont la coïncidence avec l'hystérie est constante.

1. *Bulletin médical* (Descroizilles et Du Pasquier), 1891.

XI

TRAITEMENT.

Le traitement de la paralysie faciale hystérique n'est pas compliqué, mais la thérapeutique est peu efficace.

La paralysie n'étant qu'un symptôme de l'hystérie, on doit s'adresser à la cause. On prescrira l'hydrothérapie ; quant aux médicaments plus ou moins anti-nerveux. leur efficacité est plus ou moins réelle, et l'on se réglera sur les effets qu'ils auront produits.

Signalons encore l'électricité, l'application des aimants, et la suggestion qui nous a donné un succès (Obs. X).

Il ne serait pas juste d'oublier le traitement des agents provocateurs des manifestations de l'hystérie: A l'alcoolique, on prêchera l'abstinence, on prescrira le lait comme boisson, etc...

XII

Sous ce titre nous rangerons quelques observations que nous avons triées parmi celles qu'on a rapportées à la paralysie faciale chez les hystériques.

Les observations de ce genre sont assez nombreuses. Elles sont malheureusement incomplètes, et si l'on songe que l'hémispasme glosso-labié, alors inconnu, a été parfois confondu avec la paralysie faciale, il est aisé de se convaincre qu'il n'est pas toujours facile d'apprécier leur valeur.

Nous ne reproduirons que les observations les plus saillantes, et nous écarterons celles qui nous ont paru quelques peu louches.

Il nous paraît juste d'ajouter quelques remarques au sujet de celles que nous ne ferons que mentionner.

Après Mesnet, Briquet cite un cas de paralysie faciale nette, limitée au facial inférieur.

Pipet rapporte deux cas de paralysie faciale hystérique. Un seul cas nous a paru se rapporter à la paralysie faciale hystérique d'une manière assez évidente. « Les aliments s'accumulaient du côté paralysé. »

Le cas de Lebreton se rapporte à un hémispasme compliqué d'une parésie de la face. « La langue était excessivement déviée, et cette déviation persista après la disparition de l'hémiplégie.

Seeligmuller a produit trois observations de ce genre. Nous pensons qu'elles ont plutôt trait à l'hémispasme qu'à la paralysie.

Thomsen rapporte plusieurs cas de paralysie faciale qu'il fait dépendre d'une « neuro-psychose » particulière.

Dans un cas nous avons pu reconnaitre manifestement l'existence de l'hémispasme par la présence d'un ptosis localisé du côté opposé au siège de la soi-disant paralysie.

OBSERVATION XII (Mesnet).

Grasson, 37 ans, typographe.

Mère nerveuse.

Père atteint d'aliénation mentale.

Une sœur nerveuse.

Il a toujours été très impressionnable, ne pouvant supporter la moindre contrariété sans être ému.

Cette disposition a été graduellement en augmentant.

Vers l'âge de 25 ans il eut beaucoup de préoccupations d'esprit. Cet état a persisté jusqu'à l'âge de 32 ans.

A cette époque il éprouva des douleurs à l'épigastre, et depuis : engourdissement et paralysie légère du sentiment à la partie inférieure de la face.

A 35 ans, apparurent des attaques de nerfs. Depuis deux ou trois ans, faiblesse et engourdissement des membres du côté gauche. Depuis quinze jours, le malade accuse de l'affaiblissement de l'odorat et de la vue à gauche, ainsi que de la gêne dans la prononciation.

La paupière supérieure de l'œil gauche est toujours abaissée et ne peut être volontairement relevée de façon à laisser voir le globe oculaire.

La vue de l'œil gauche est notablement affaiblie, la sensibilité de la muqueuse abolie. Narine gauche ne sent plus les odeurs.

Il en est de même de la moitié gauche de la langue et de la bouche qui a perdu ses sensibilités tactile et gustative. Les dents sont insensibles à gauche.

La langue se tire droit et se meut bien.

La moitié gauche de la face est anesthésiée; elle peut être pincée, piquée sans éveiller aucune douleur ; du côté droit la sensibilité est seulement affaiblie.

L'anesthésie est complète sur les muqueuses de tous les organes des sens du côté gauche ; seulement plus faible aux mêmes points du côté droit.

Dans l'état de repos, la bouche n'est point déviée, mais lors des mouvements, on s'aperçoit que les muscles du côté gauche sont profondément affaiblis ; car alors la bouche se tire légèrement vers l'oreille droite, et la moitié droite des lèvres se contracte seule.

Sous l'influence de l'excitation électrique, les muscles se contractent comme à l'état normal, mais la sensation que provoque l'opération est nulle dans certains muscles, et considérablement affaiblie dans d'autres. Ainsi le muscle frontal, pyramidal du ma! dilatateur du nez orbiculaire de l'œil sont sensibles ; tandis qu'on peut diriger les plus forts courants sur les autres muscles, sans que le malade accuse de douleur.

L'excitation électrique limitée sur les nerfs sous-orbitaire et mentonnier, ne donne lieu à aucune sensation, tandis que les sus-orbitaires ont conservé une partie très notable de leur sensibilité. La sensation électro-cutanée de la face est nulle à gauche, et très faible à droite.

La déglutition est un peu gênée, surtout celle des liquides qui reviennent par le nez.

La parole est lente, embarrassée, quoique les idées soient très nettes.

La sensibilité à la douleur de la peau des membres supérieur et inférieur du côté gauche est notablement affaiblie ; il y a un peu d'engourdissement dans la main et le pied gauche.

Quand le malade se lève et veut marcher il tremble, chancelle et menace de tomber.

Pas d'anesthésie au tronc.

25 février. — On constate que l'œil gauche ne peut se porter ni en dedans, ni en haut, mais qu'il a complètement conservé la faculté de se porter en dehors.

Après avoir présenté une légère amélioration de sa paralysie, le malade meurt et son autopsie est complètement négative.

Cette observation est très remarquable.

Il s'agit certainement d'une paralysie du facial d'origine hystérique. On note la coïncidence de la parésie de la face et de celle des membres ; il y a superposition des troubles moteurs et des troubles sensitifs. Cette paralysie a été susceptible d'amélioration. Elle a été accompagnée d'une paralysie du larynx et d'ophthalmologie externe.

OBSERVATION XIII (Lombroso).

Paralysie du moteur oculaire commun et du facial inférieur gauche de nature hystérique. Guérison et récidive.

Corinne Guisti, âgée de 23 ans, ménagère, mariée depuis un an et demi.

Elle se sent malade depuis huit jours. Le matin en se levant elle ressent tout à coup une douleur violente à la tête et au visage du côté gauche, et cette douleur persiste jusqu'au lendemain matin, où elle perd subitement connaissance et est prise de convulsions. L'attaque dure environ un quart d'heure. Quand elle revient à elle, elle s'aperçoit que son œil gauche est tiré en dehors et qu'elle peut à peine soulever la paupière supérieure. La bouche est légèrement déviée vers la droite. La céphalée a disparu, bien qu'elle ressente encore une légère douleur intermittente au niveau de la joue. Lorsqu'elle essaye de soulever la paupière, il existe une diplopie manifeste. Cet état a persisté jusqu'au jour de notre visite.

Comme antécédents personnels, Corinne Guisti a présenté des attaques convulsives à partir de l'âge de 18 ans jusqu'à 21 ans. Ces attaques s'accompagnaient de perte de connaissance, survenaient sans cause appréciable et se montraient assez peu fréquentes. La menstruation était régulière mais peu abondante.

Il n'existe pas d'antécédents héréditaires, mais elle était restée pendant un an auprès d'une amie atteinte d'hypocondrie et elle était devenue hypocondriaque elle-même durant une année.

A notre examen, nous constatons qu'elle est d'une constitution faible, qu'elle est anémique. Nous percevons des bruits de souffles doux à la pointe du cœur. Il existe une parésie manifeste de la paupière supérieure à la partie interne. Les mouvements du petit oblique s'accomplissent d'une manière imparfaite. L'élévateur de la paupière supérieure est légèrement parésié. On constate une parésie du facial inférieur. Il n'existe aucune déviation de la langue et du voile du palais. On détermine quelques points douloureux à la face par la pression, mais ils ne sont pas en rapport avec le siége de la paralysie. La sensibilité est diminuée à gauche, dans toute la moitié du corps.

L'ouïe, la vue, le goût, l'odorat sont diminués du côté gauche. Il existe de l'hyperesthésie ovarienne droite; on constate en outre du même côté trois zones hyperesthésiques. Pas de dyschromatopsie.

La guérison s'obtient très rapidement. Deux mois après la malade est atteinte de nouveau : elle guérit au bout de quatre jours, sans médication aucune. Un mois après nouvelle récidive et guérison au bout d'une semaine.

OBSERVATION XIV (Lombroso).

Argia M..., âgée de 26 ans, a souffert de troubles nerveux depuis l'enfance. Tremblements par accès, céphalalgie, caractère bizarre.

Depuis un an et demi, à la suite de fortes émotions, elle est sujette à des accès convulsifs qui se répètent plusieurs fois par mois. Elle s'est aperçue qu'elle traînait le membre inférieur du côté droit.

La parésie est arrivée aujourd'hui à un tel degré que la malade ne peut marcher.

Elle peut faire seulement quelques pas, et encore il est nécessaire qu'elle soit soutenue par deux personnes.

Sa mère était hystérique. Une de ses sœurs était nerveuse.

A l'examen de la malade, on constate qu'elle est d'une constitution faible, qu'elle est anémique. Elle est intelligente et son affection lui est pénible. Elle peut à peine soulever de terre la pointe du pied, mais, dans la marche, elle traîne la jambe comme si le membre inférieur droit était tout d'une seule pièce et comme si les articulations étaient ankylosées, sans le courber, à la manière de l'hémiplégique cérébral.

Au dynamomètre, on constate de la faiblesse du membre supérieur droit :

<pre>
Membre supérieur droit. . . . 20
    «   «   gauche. . . 45
</pre>

La sensibilité est abolie à droite sur toute la partie du corps. Hémianesthésie droite.

L'odorat est aboli du côté gauche.

Les pupilles sont normales et réagissent très bien à la lumière. Les réflexes tendineux sont un peu exagérés à droite, hyperesthésie au niveau du sommet de la colonne vertébrale et du coude du côté droit.

La paralysie est flasque ; les mouvements sont passifs. Pas d'atrophie musculaire. Les organes abdominaux sont sains.

La face est paralysée dans sa partie inférieure droite. A l'état de repos, on constate qu'elle est déviée vers la gauche. Il n'y a pas trace de contraction. Dans l'acte de rire et de parler la déviation est accentuée. Pas de contraction fibrillaire. La langue n'est pas déviée. Quand on commande au malade de souffler l'air s'échappe du côté paralysé.

OBSERVATIOV XV (Lombroso, résumée).

Paolini Z..., domestique, 36 ans. Apoplexie hystérique : hémiplégie de la face et des membres du côté droit. La malade est une hystérique avérée.

La face dans sa partie inférieure est légèrement attirée vers la gauche. Quand la malade rit ou parle, la déviation est plus accusée, et l'on constate de la parésie des muscles de la face à droite, ainsi qu'une inertie de la moitié de l'orbiculaire du même côté. La commissure labiale est moins élevée à gauche. Quand la malade souffle, l'air sort du côté non paralysé. Il existe de la contracture à la face du côté gauche.

Il s'agit évidemment d'une parésie droite coïncidant avec un hémispasme glosso-labié.

OBSERVATION XVI (Lombroso). Résumée.

Adèle Cancelli, 26 ans, à la suite d'une émotion morale vive, tombe sans connaissance, avec convulsions. Cet état dure 3 jours. Quand elle reprend ses sens elle est aphasique.

Contracture du membre gauche. Anesthésie de ce côté. Parésie de la face dans le domaine du facial inférieur. Pas de déviation de la langue.

OBSERVATION XVII (Hélot).

Pas d'attaques d'hystérie antérieure. Apoplexie hystérique. Hémiplégie gauche. Hémianesthésie du même côté. Abolition des réflexes à gauche. Organes sensoriels très atteints. Femme de 26 ans.

La malade a la tête penchée sur l'épaule gauche ; la face est tournée du côté opposé ; muscles du cou contractés à droite.

Paralysie faciale peu marquée. Impossibilité de tirer la langue hors de la bouche : renversée et déviée à gauche d'une manière excessive.

On constate des spasmes des muscles de la face quand on fait parler la malade, les muscles de la face du côté droit entrent seuls en jeu, tandis que du côté gauche, on constate un léger abaissement de la commissure labiale. Mastication et déglutition difficile. Articulation difficile des sons.

L'anesthésie diminue. Motilité revenue, mais la langue est toujours déviée comme au plus fort de sa maladie.

Evidemment la .léviation de la langue, l'impossibilité de la tirer hors de la bouche, la persistance de cette déviation après la guérison, la présence de secousses musculaires à la face, témoignent d'une manière certaine qu'il s'agit ici d'un hémispasme glosso-labié. Cet hémispasme est probablement accompagnée d'une parésie du côté opposé de la face, à cause de la paresse musculaire qui existe de ce même côté.

OBSERVATION XVIII

Recueillie par M. Gilbert, Archives de Neurologie, 1881. Attaque d'apoplexie. Hémiplégie gauche avec hémi-anesthésie sensitivo-sensorielle. Guérison par les aimants.

Le 16 mars, à huit heures et demie du matin, le nommé Chol... (Jules), âgé de 45 ans, est subitement frappé au milieu de son travail, d'une attaque d'apoplexie. Perte complète de connaissance pendant une demi-heure ou trois quarts d'heure. Lorsque le malade revient à lui, on constate l'abolition de la motilité et de la sensibilité dans tout le côté gauche.

Le 18, entrée à l'Hôtel-Dieu, salle Augustin, n° 11, service de M. Oulmont.

Hémiplégie gauche. La jambe traine fortement. Au dynamomètre : main droite 30, main gauche 4. Mouvements de la face abolis à gauche, langue déviée à gauche, luette déviée à droite.

Hémianesthésie sensitivo-sensorielle : sensibilité cutanée abolie dans tous ses modes ; abolition des sens spéciaux à gauche. Troubles de la vision de ce côté. Le rouge, le bleu, le vert, le lilas, paraissent noirs ; l'orange, gris-clair ; le blanc parait transparent et indéfinissable.

Decoux   8

Aucune lésion d'organe ; aucune intoxication. Diagnostic : hémorrhagie cérébrale.

Le 22, à 6 heures du soir, persistance des troubles moteurs et sensitifs. Application de deux aimants, l'un au thorax, l'autre au genou du côté gauche.

Six heures et demie : céphalalgie à gauche durant une demi-heure. Huit heures : la motilité et la sensibilité commencent à revenir.

Huit heures et demie : on enlève les aimants. Retour complet de la sensibilité générale et spéciale. Retour complet du mouvement : le malade court sans traîner la jambe.

Dynamomètre : main droite 30, main gauche 25.

Il restait un peu d'anesthésie plantaire que l'application d'un aimant pendant une demi-heure a fait disparaître, le lendemain une légère parésie faciale et une vague stupeur des muscles précédemment paralysés.

OBSERVATION XIX (Dumontpaillier).

Thèse de Achard, 1887. Résumée.

Homme de 28 ans, petit-fils d'épileptique, a eu des convulsions pendant son enfance. Demeure très nerveux. Pas de syphilis. Il est frappé d'apoplexie hystérique, dans la rue, en sortant de son travail, après 20 minutes de coma. Il est rapporté chez lui atteint d'hémiplégie droite, d'aphasie, et de paralysie de la langue, en même temps qu'il ressentait quelques douleurs du côté gauche.

La face est déviée à gauche, les membres droits sont affaiblis, la jambe est agitée d'une sorte de tremblement. Vue et ouïe affaiblies à gauche.

La paralysie de la face disparaît subitement ; l'hémiplégie des membres guérit au bout d'un certain temps, pnis tous les phénomènes paralytiques se montrent de nouveau.

Nous pourrions citer encore d'autres observations (telles que celles de MM. Grasset, Debove) que l'on trouvera dans la thèse de M. Achard.

Toutes les observations qui ont paru jusqu'à ce jour sont incomplètes : on s'est contenté d'examiner en bloc les mouvements de la face, sans en explorer séparément chaque muscle.

On aurait sûrement rencontré quelques paralysies faciales dissociées.

OBSERVATION XX (M. Du Pasquier).

Interne de l'hôpital des Enfants-Malades (1).
Paralysie faciale à droite. Parésie du membre supérieur.
Hyperesthésie.
Hôpital des Enfants-Malades.

Henriette M..., âgée de 11 ans.

Salle de Chaumont, lit n° 37, entrée le 20 juin 1891 pour vomissements incoercibles depuis un an.

Antécédents héréditaires. — Père, gardien de la paix, bien portant. Mère, très nerveuse, anémique. Fièvre typhoïde à 31 ans. A eu cinq enfants. Le premier est notre malade ; le deuxième est mort à 9 mois de convulsions; le troisième est mort à 8 mois,

1. Nous remercions vivement M. Du Pasquier de la bienveillance qu'il nous a témoignée.

également de convulsions ; le quatrième qui a aujourd'hui cinq ans, n'a jamais eu de convulsions. Le cinquième, au contraire, en est mort à 11 mois.

Notre malade n'a jamais eu de convulsions étant jeune. Ophthalmie à 3 ans, Bronchite à 3 ans 1/2. Rougeole.

Très difficile à élever, très capricieuse, se contrariant pour des riens ; elle est encore plus difficile depuis un mois.

Maintenant elle tombe dans la rue sans perdre connaissance, ni se débattre : il lui est impossible de marcher, et même de se tenir sur ses jambes ou sur ses genoux. Cet état dure de 4 à 5 minutes. Un peu d'agorophobie.

La jeune malade raconte à son sujet des récits bizarres et erronés.

Pas de troubles de la sensibilité. Hyperesthésie généralisée. Pas de réflexe pharyngien.

21 juin. — Force dynamométrique du membre supérieur.

A droite. 8

A gauche. 12

22 juin. — Très excitée. Paralysie faciale paraît moins nette. Examen dynamométrique.

A droite. 18

A gauche. 14

23 juin. — Examen dynamométrique.

A droite. 12

A gauche. 10

25 juin. — Examen dynamométrique.

A droite. 13

A gauche. 12

26 juin. — Examen dynamométrique.

A droite. 14

A gauche. 16

Ce jour-là, la paralysie est beaucoup plus accentuée. Remarquons en outre que la malade ne ressent pas de céphalalgies, et que, à l'hôpital, elle n'a pas eu de vomissements.

27 juin. — Examen dynamométrique.

A droite.	15
A gauche.	12

29 juin. — Examen dynamométrique.

A droite.	15
A gauche.	11

1er juillet. — Examen dynamométrique.

A droite.	15
A gauche.	12

Déviation peu manifeste. Inégalité pupillaire.

M. Du Pasquier a bien voulu nous permettre d'examiner cette jeune malade.

Au repos, nous constatons que la face présente un léger degré d'asymétrie. L'aile du nez à droite est tombante, elle paraît un peu plus aplatie que celle de gauche et se soulève davantage à l'expiration. L'interstice formé par les lèvres n'est pas tout à fait rectiligne. La commissure labiale gauche est légèrement plus élevée que la commissure droite.

Quand le malade ouvre la bouche, son orifice est un peu plus large à gauche ; la commissure labiale est plus élevée du même côté et le sillon naso-labial gauche est plus accentué.

Le mouvement de latéralité des commissures dans le plan horizontal se fait d'une manière imparfaite du côté droit. Il en est de même du mouvement d'élévation de la lèvre supérieure, mais le fait est beaucoup moins accusé.

Les muscles du menton nous paraissent intacts. La malade siffle d'une manière parfaite (orbiculaire des lèvres). Quand on la fait souffler, la joue gauche semble se gonfler davantage, mais l'issue de l'air se fait par le milieu de la bouche.

La malade nous dit qu'elle ne peut manger que du côté gauche, et qu'elle est souvent obligée de retirer avec le doigt les parcelles alimentaires qui s'accumulent dans le fond de la gouttière gingivale du côté droit.

Les rides frontales sont normales. L'orbiculaire des paupières et le muscle de Horner sont intacts. Pas de déviation de la langue.

Il n'existe pas d'anesthésie, seulement un peu d'hyperesthésie.

En résumé, il s'agit d'une paralysie faciale dissociée. Les muscles qui nous paraissent intéressés sont les suivants : grand zygomatique, petit zygomatique, buccinateur et risorius de Santorini (côté droit).

XIII

CONCLUSIONS.

I. — L'existence de la paralysie faciale hystérique de
la face a été niée ou mise en doute par un certain
groupe d'observateurs ; mais cette opinion doit être
modifiée : on a produit, en effet, quelques cas bien avé-
rés, bien authentiques d'amyosthénie faciale hystérique.
Son début est variable. Elle apparait à l'âge adulte, ordinairement au cours des manifestations de l'hystérie.

II.—Cette paralysie est rare. Ordinairement unilatérale,
rarement double. Elle intéresse tout le domaine du facial
inférieur, ou elle n'atteint qu'une portion de ce même
nerf (paralysie dissociée du facial).

Une observation (Obs. X) porterait à mettre en doute
l'intégrité absolue du facial supérieur dans la paralysie
hystérique.

L'hémiplégie faciale est variable dans son intensité :
elle apparaît nette ou peu accusée. Quelquefois elle se
montre transitoire. On a signalé parfois des récidives.

L'hémiplégie motrice paraît plus tenace que l'anesthésie.

III. — La paralysie peut être indépendante de toute
hémiplégie des membres, mais elle peut coïncider avec
cette hémiplégie. Dans ce dernier cas il s'agit le plus
souvent d'une simple parésie.

Parésie concomitante de la langue. Coïncidence fréquente avec l'hémispasme, rare avec des troubles moteurs de l'œil. L'hémiplégie des membres est plus légère et moins tenace que l'hémiplégie faciale. Réflexes souvent exagérés.

IV. — Comme dans l'hémispasme, on observe une superposition des troubles de la sensibilité et de la motilité. L'anesthésie a son point maximum au niveau de la joue ; elle est quelquefois erratique et variable. Troubles des organes sensoriels (ouïe, vue, goût, odorat, toucher). Les réactions électriques sont normales.

V. — Différente de l'hémispasme surtout par les caractères suivants : absence de secousses musculaires, pas de déviation énorme de la langue.

Parfois de courte durée, la parésie peut persister pendant longtemps.

Du côté de l'intelligence, on observe un affaiblissement de l'attention et de la mémoire.

XIV

BIBLIOGRAPHIE.

MESNET. — Etude sur les paralysies hystériques, Thèse de
Paris, 1852.

DUCHENNE DE BOULOGNE. — Electrisation localisée ; affections
musculaires hystériques, 1852.

BRIQUET. — Traité de l'hystérie, 1859.

RUSTEGHO. — Th. Strasbourg, 1859.

PIPET. — Th. Paris, 1862.

HASSE. — Handbuch der Path. Erlangen, 1869.

RUSSEL REYNOLDS. — In Britisch med. journal, 1869.

HELOT. — Etude sur quelques cas d'hémiplégie hystérique. Th.
Paris, 1870.

STRAUSS. — Des contractures, 1875.

VIGOUROUX. — Gazette médicale, 1879.

ROSENBACH. — Erlenmeyer's Centralblatt, 1879.

HAMMOND. — Traité des maladies du système nerveux, 1879.

KLEIN. — De l'hystérie chez l'homme, 1880.

ESTORC. — Th. Montpellier, 1882.

GABBETT. — Case of Bell's paralysis in a hysterical subject
(Britisch med. journal, London), 1882.

BUZZARD. — Leçons cliniques sur les maladies du système
nerveux, 1882.

ARENDT. — Dissertation, Berlin, 1883.

LEBRETON. — Différentes variétés de la paralysie hystérique.
Th. Paris, 1884.

LANDOUZY et SIREDEY. — Revue de médecine, 1884.

KALKOFF. — Berhtrage zur differential diagnose des hysteris-
chen und der kapsularen hémianesthésie, Halle, 1884.

Seeligmuller. — Deutche médecine Wochschrift, 1881.

Weir Mitchell. — Lectures on diseases of the nervous système especially ou woman. Philadelphie, 1885.

Marie et Souza-Leite. — Revue de médecine, 1885.

Thomsen. — Arch. f. psych., 1886.

Lober. — Th. agrégation, 1886.

Charcot. — Archives de neurologie, 1886.

Berbez. — Th. Paris, 1886.

Todd. — Clinic. sect. on paralysis certain diseases of the brain, 1886.

Charcot. — Semaine médicale, 1887.

Brissaud et Marie. — De la déviation faciale dans l'hémiplégie hystérique (Progrès médical), 1887.

Achard. — Apoplexie hystérique (Th. Paris), 1887.

Du Pasquier et Marie. — Séméiologie nerveuse de la langue (Prog. méd.), 1888.

Belin. — Déviation de la face dans l'hémiplégie hystérique et dans l'hémiplégie organique; hémi spasme glosso-labié des hystériques, 1888.

G. Ballet. — De l'ophthalmoplégie externe dans l'hystérie et le goitre exophthalmique, Revue de méd. et Société Méd. des Hôp., 1888.

Lombroso. — Sulla paralisi del facciale di natura isterica (in lo sperimentale), 1888.

Newmann. — (Union médicale), 1888.

Charcot. — Leçons du mardi, 1888.

Féré. — La vitesse et l'énergie des mouvements volontaires, (Revue philosophique), 1889.

Binet. — Recherches sur les mouvements volontaires dans l'anesthésie hystérique. Revue philosophique, 1889.

Brissaud. — Hystérie provoquée (Gaz. Hôp., 1889).

Féré. — Note sur l'exploration des mouvements de la langue (C. R., Société biologie).

G. Ballet. — Mém. et bull. de la Soc. méd. hôp., 15 mai 1890.

G. Ballet. — Mém. et bull. Soc. méd. des hôp., 27 novembre 1890.

Chantemesse. — De la paralysie faciale hystérique. Bull. et mém. Soc. méd. des hôp., 30 octobre 1890.

Grasset. — Leçons cliniques, 1890.

Féré. — Note sur la physiologie de l'attention (Revue philosophique), 1890.

Huet. — In Centralblatt für nervenheilkunde, 1890.
Centralblatt für nervenheilkunde d'Erlemmeyer, 1890.

G. Ballet. — De la paralysie faciale hystérique; Bull. et mém. Soc. méd. hôp., 15 janvier 1890.

Descroizilles et Du Pasquier. — Bulletin médical, 1891.

Babinski. — Archives de neurologie, 1891.

Imprimerie de l'Ouest, A. NÉZAN, Mayenne.

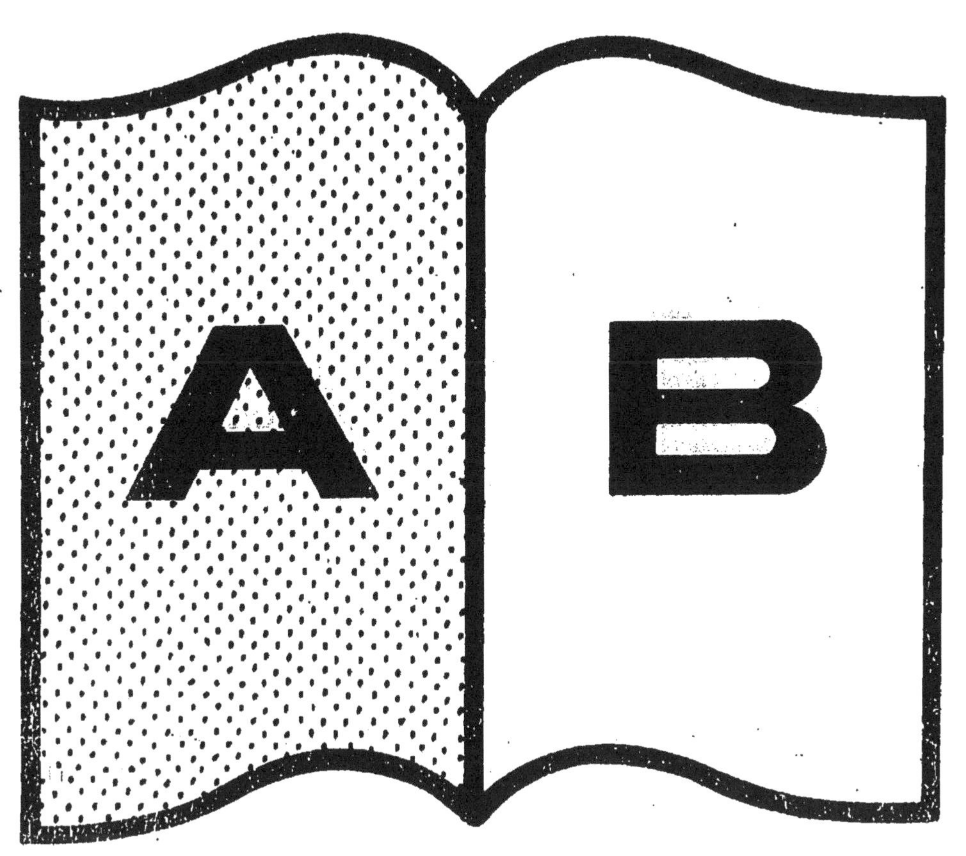

Contraste insuffisant

NF Z 43-120-14

www.ingramcontent.com/pod-product-compliance
Ingram Content Group UK Ltd.
Pitfield, Milton Keynes, MK11 3LW, UK
UKHW021036230726
13926UKWH00004B/1506